中国医学临床百家

文建国 / 著

清洁间歇性导尿术

文建国 2021 观点

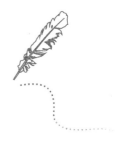

U0349353

科学技术文献出版社

SCIENTIFIC AND TECHNICAL DOCUMENTATION PRESS

·北京·

图书在版编目（CIP）数据

清洁间歇性导尿术文建国2021观点 / 文建国著. —北京：科学技术文献出版社，2021.4

ISBN 978-7-5189-7733-8

Ⅰ.①清…　Ⅱ.①文…　Ⅲ.①泌尿外科学　Ⅳ.① R69

中国版本图书馆 CIP 数据核字（2021）第 049948 号

清洁间歇性导尿术文建国2021观点

策划编辑: 陈　安　责任编辑: 彭　玉　陈　安　责任校对: 张吲哚　责任出版: 张志平

出　版　者	科学技术文献出版社	
地　　　址	北京市复兴路15号　　邮编　100038	
编　务　部	（010）58882938，58882087（传真）	
发　行　部	（010）58882868，58882870（传真）	
邮　购　部	（010）58882873	
官 方 网 址	www.stdp.com.cn	
发　行　者	科学技术文献出版社发行　全国各地新华书店经销	
印　刷　者	北京虎彩文化传播有限公司	
版　　　次	2021 年 4 月第 1 版　2021 年 4 月第 1 次印刷	
开　　　本	710×1000　1/16	
字　　　数	145千	
印　　　张	16.25　彩插2面	
书　　　号	ISBN 978-7-5189-7733-8	
定　　　价	128.00元	

序
Preface

韩启德

　　欧洲文艺复兴后，以维萨利发表《人体构造》为标志，现代医学不断发展，特别是从 19 世纪末开始，随着科学技术成果大量应用于医学，现代医学发展日新月异，发生了根本性的变化。

　　在过去的一个世纪里，我国现代化进程加快，现代医学也急起直追。但由于启程晚，经济社会发展落后，在相当长的时期里，我国的现代医学远远落后于发达国家。记得 20 世纪 50 年代，我虽然生活在上海这个最发达的城市里，但是母亲做子宫切除术还要到全市最高级的医院才能完成；

我患猩红热继发严重风湿性心包炎，只在最严重昏迷时用过一点青霉素。20世纪60—70年代，我从上海第一医学院毕业后到陕西农村基层工作，在很多时候还只能靠"一根针，一把草"治病。但是改革开放仅仅40多年，我国现代医学的发展水平已经接近发达国家。可以说，世界上所有先进的诊疗方法，中国的医生都能做，有的还做得更好。更为可喜的是，近年来我国医学界开始取得越来越多的原创性成果，在某些点上已经处于世界领先地位。中国医生已经不再盲从发达国家的疾病诊疗指南，而能根据我们自己的经验和发现，根据我国自己的实际情况制定临床标准和规范。我们越来越有自己的东西了。

要把我们"自己的东西"扩展开来，要获得越来越多"自己的东西"，就必须加强学术交流。我们一直非常重视与国外的学术交流，第一时间掌握国外学术动向，越来越多地参与国际学术会议，有了"自己的东西"也总是要在国外著名刊物去发表。但与此同时，我们更需要重视国内的学术交流，第一时间把自己的创新成果和可贵的经验传播给国内同行，不仅为加强学术互动，促进学术发展，更为学术成果的推广和应用，推动我国医学事业发展。

我国医学发展很不平衡，经济发达地区与落后地区之间差别巨大，先进医疗技术往往只有在大城市、大医院才能开展。在这种情况下，更需要采取有效方式，把现代医学的最新进展以及我国自己的研究成果和先进经验广泛传播开去。

基于以上考虑，科学技术文献出版社精心策划出版《中国医学临床百家》丛书。每本书涵盖一种或一类疾病，由该疾病领域领军专家撰写，重点介绍学术发展历史和最新研究进展，并提供具体临床实践指导。临床疾病上千种，丛书拟以每年百种以上规模持续出版，高时效性地整体展示我国临床研究和实践的最高水平，不能不说是一个重大和艰难的任务。

我浏览了丛书中已经完稿的几本书，感觉都写得很好，既全面阐述了有关疾病的基本知识及其来龙去脉，又介绍了疾病的最新进展，包括笔者本人及其团队的创新性观点和临床经验，学风严谨，内容深入浅出。相信每一本都保持这样质量的书定会受到医学界的欢迎，成为我国又一项成功的优秀出版工程。

　　《中国医学临床百家》丛书出版工程的启动，是我国现代医学百年进步的标志，也必将对我国临床医学发展起到积极的推动作用。衷心希望《中国医学临床百家》丛书的出版取得圆满成功！

　　是为序。

作者简介

文建国，医学博士，博士后，小儿泌尿外科/泌尿外科教授、主任医师、博士研究生导师，享受国务院政府特殊津贴，为卫生部有突出贡献中青年专家，"新世纪百千万人才工程"国家级人选。丹麦奥胡斯大学临床医学院荣誉教授。

1991年获得中国同济医科大学博士学位；2000年获得丹麦奥胡斯大学博士学位；2004年赴美国哈佛大学深造，师从前国际小儿尿控协会主席S.Bauer教授；2009年作为国际尿控协会（ICS）第一个全额资助（fellowship）尿控专科医师到加拿大麦吉尔大学泌尿外科深造，师从前ICS主席J.Corcos教授。现任中国医师协会小儿外科医师分会副会长、中华医学会小儿外科学分会小儿尿动力和盆底学组组长。曾任中华医学会小儿外科学分会常委和中国医师协会泌尿外科分会委员。2012年和2013年分别当选ICS儿童委员会委员、ICS尿动力学委员会委员，2017年当选为ICS儿童泌尿网络培训学校首任校长。

从事泌尿外科临床和科研工作36年，对各种尿控疾病的诊断和治疗有较深的造诣，特别对神经源性膀胱的诊断和治疗有较丰富的经验。自1991年开始发表儿童神经源性膀胱和小儿尿动力学研究文章，是我国较早提倡儿童清洁间歇性导尿术（CIC）治疗神经源性膀胱的专家之一。2013年编译了《神经源性膀胱》一书，对如何进行CIC做了详细的讲解。现主持神经源性膀胱相关的国家自然科学基金面上和重点项目，带领自己的尿控团队发表科研论文700多篇，其中SCI文章200多篇，和国际顶级尿控专家共同主编世界首部儿童和青少年尿动力学专著（Springer International Publishing AG，2018），先后获得9项省部级科技进步奖二等奖，其中"小儿膀胱功能障碍及其尿动力学研究"获得中华医学科技奖二等奖（2011年）。获发明专利和实用新型专利8项。2013年荣获中国泌尿外科尿控专业最高奖"大禹奖"。2018年被河南省政府评为首批中原名医。积极推动河南与丹麦医疗卫生领域的合作交流并取得显著成绩，获得河南省国际合作科技成果奖和国际交流最高奖"黄河友谊奖"。

前 言

清洁间歇性导尿术（clean intermittent catheterization, CIC）是一种在清洁条件下使用导尿管经尿道或膀胱造口规律排空膀胱的方法，可以防止膀胱过度扩张、治疗尿失禁和预防肾脏损害。CIC操作简单，患者本人或其家属在社区、家庭都可以完成。

1972年，Lapides等提出CIC治疗神经源性膀胱（neurogenic bladder, NB），很快成为那些不能自主排空膀胱患者救命的治疗措施。经过四十多年的发展，CIC已经被国际尿控协会（international continence society, ICS）作为排空膀胱的首选治疗方法。随着CIC的普及有效预防了NB输尿管反流和肾损害，降低了膀胱扩大术的手术率。然而在我国，CIC的应用尚未普及，相关研究特别是儿童CIC的文献报道不多。欧洲泌尿协会已经推荐新生儿NB排尿困难即可开始CIC。该过程可能伴随患者一生，早开始早习惯CIC，有助于患者尽早融入社会，减少心理问题的发生。

为了使患者或家属掌握CIC，相关培训很重要。但是我国缺乏CIC方面的参考书。本书的出版，填补了该领域的空白。本书从 CIC 的基础知识和操作方法、CIC 的临床应用、CIC 效果评估和随访等三方面详细地阐述了 CIC 的内容及临床意义，其中关于 CIC 的相关操作图文并茂，使读者可以更直观地对 CIC 有清晰的了解。本书收录了 CIC 最近的新理念，如膀胱安全容量和安全压力的应用及部分（早晚）CIC 的临床应用，并专门阐述了儿童 CIC 内容。

本书是从事涉及各种排尿异常疾病诊断及治疗工作的医护人员、研究生、本科生，尤其是泌尿外科、小儿外科（小儿泌尿科）、康复科和神经科医护人员和从事尿控和造口护理工作人员的重要参考书。

最后，特别感谢我的团队各位共同学习和工作的同事和研究生，他们查阅了大量国内外参考文献，结合多年尿控疾病诊疗和国外留学经历、参考了 ICS 和 ICCS 指南，对 CIC 涉及的知识进行了系统的总结，张艳和吕磊作为本书编写秘书做了大量协调工作，在此一并表示感谢。本书出版之际，恳切希望广大读者在阅读过程中不吝赐教，提出宝贵意见和建议，以期将来再版修订时进一步完善，更好地为医护人员和患者服务。

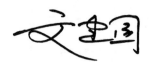

目　录
Contents

普及清洁间歇性导尿术是历史发展趋势

清洁间歇性导尿术（clean intermittent catheterization，CIC）是指在清洁条件下，定时用导尿管经尿道或膀胱其他输出道（膀胱造瘘或改道）插入膀胱，规律排空尿液的方法。一般用一次性使用的无菌导尿管导尿，导完尿后尿管即丢弃。以前的医疗条件有限，导尿管常重复使用，使用过后消毒，再留着下次使用，现在一般都是一次性的。如果重复使用，需要导尿后对导尿管进行蒸煮消毒、晾干，再次使用时用碘伏消毒。操作可以患者自己完成（清洁间歇自家导尿）或由家属和保姆等完成。采用 CIC 对排空障碍的患者可以保护肾功能和为患者参加社会活动创造条件。CIC 也是一种特殊的导尿术，其操作特点是不需要消毒，保持清洁就行。但毕竟 CIC 需要每天多次经尿道插入导尿管进行导尿，而导尿是个需要一定技巧、容易引起痛苦和泌尿系统感染的操作方法。过去卫生条件差、导尿管材质粗糙、制作工艺落后和科学不发达，CIC 临床应用有限。随着科学技术的发展和卫生条件的改善，CIC 普及率逐年提高。

1. 导尿术和 CIC 的历史

导尿术的历史可以追溯到公元前 3000 年埃及人用柔性较好的金子为材料做成引导尿液的工具。约公元前 1000 年，印度的书中也描述了在管状物的表面涂上酥油可以导出尿液，用来治疗尿道狭窄、进行药物灌注等。希腊科斯岛的 Erasistos 曾经用过 S 形的导尿管；在挖掘意大利古城庞培的过程中，也发现了罗马时代的金属导尿管。另外，芦秆、稻草秆及将棕榈叶卷成的筒状物都曾发挥过导尿的作用。

在我国有关导尿术的记载最早在晋朝，李时珍《本草纲目》卷十八·草之七"王瓜"条引晋·葛洪《肘后方》曰："小便不通，土瓜根捣汁，入少水解之，筒吹入下部""大便不通，上方吹入肛门内，二便不通，前后吹之取通"。这可以说是目前记录我国导尿术最早的文献了。《本草纲目》记录的这种方法是用"筒"将土瓜根捣成的汁吹入尿道，借助液体的扩张作用，将液体倒灌进入膀胱，形成一个液体通道，引出尿液，从而达到导尿的目的。尽管文献中并未说明导尿管是什么和导尿过程，以及成功率具体怎样，但它足以证明当时已确实在临床上应用了导尿术。到了唐朝，出现了新的导尿术式，孙思邈详细介绍了利用葱管导尿的方法。他也是第一个详细描述了导尿术意义的人。葱管导尿术反映了中国古人的文明智慧。据孙思邈的《备急千金要方》记载："凡尿不在胞中，为胞屈僻，津液不通，以葱叶除尖头，纳阴茎孔中深三寸，微用口吹之，胞胀，津液大通便愈。"这段文字详细记载了导尿术的适应证、导尿工具及导尿管插入尿道的深度和具体操作办法。在后来的元、明两朝导尿术都有了很大的改进。

目前临床普遍使用的导尿管则源于西方中世纪及以后的一些发明。波斯哲学家、医生 Avicenna 于 1036 年设计了一个由变硬的动物皮做成的能够弯曲的尿管，但并没有引起人们的普遍关注。1836 年，法国泌尿科医生 Louis Auguste Mercier 将纺织纤维蘸亚麻油烤干，制成中间留有孔道的导尿管，较大程度上方便了操作。费城商人 Charles Goodyear 于 1839 年发明了橡胶硫化法后，1860 年，拿破仑三世的私人医生 Auguste Né laton 在红色硫化橡胶导管的顶端打了侧孔，制成第一个橡胶导尿管。而英国医生 Joseph Lister 消毒法在导尿术中的应用，减少了发生感染的危险，使得这项操作更加具有科学性。1844 年德国人施特罗麦耶（Strommeyer）首次提出间歇性导尿（intermittent catheterization，IC）治疗方法，他建议可通过定期冲洗膀胱把已经感染的尿液排出。1940 年，国外开始采用无菌间歇性导尿技术。1947 年，德国科学家路德维希（Ludwig）认为长期使用导尿管的患者应首选无菌的间歇性导尿技术。1947 年，Guttmamn 等提出了无菌性间歇导尿（sterile intermittent catheterization，SIC），并推荐治疗脊髓损伤（spinal cord injury，SCI）患者，被认为是一种合理的膀胱管理方式，避免了留置导尿带来的不便。SCI 患者通过护士在医院严格按照无菌操作来进行导尿。经过 11 年的无菌性间歇导尿临床实践，1966 年 Guttmann 的工作取得令人瞩目的成就。但是支持和反对无菌性间歇导尿学派的争论仍非常激烈。1971 年，美国泌尿学教授 Lapides 发现导尿过程中，发生的尿路感染是由于导尿管内较高的压力和膀胱的过度膨胀所致，与消毒的严格与否无关。使用清洁的导尿管就可以导尿，于是提出了"清洁间歇性导尿术"的概念，并指出防止感染的措施是要尽量减少尿道损伤。次年，Lapides 提倡自行清洁间歇性导尿术（clean intermittent self-catheterization，CISC）治疗脊髓损伤等神经源性膀胱患者，导尿操作主要由患者自己完成，对于缺乏无菌性间歇性导尿术人员和设备的地方，或对于需要在家里做间歇性导尿的患者，CISC 是一种比较好的选择，从此神经源性膀胱尿道功能障碍的治疗有了根本的改变。

IC 可以使患者避免长期留置导尿管，并且可以保持膀胱和尿道括约肌周期性扩张和收缩，尿液能够定期排空，从而使膀胱及尿道接近正常生理功能，逐渐恢复膀胱和括约肌的控制功能，同时 IC 相比留置尿管导尿可以降低泌尿系统感染（urinary tract infection，UTI）的发病率。第一次世界大战期间，IC 应用较少，脊髓损伤后几周之内的死亡率仍高达 95% 以上，原因主要是尿液潴留和泌尿系统感染引起的败血症，仅有少数不完全性脊髓损伤和早期出现反射性排尿的伤员得以存活。在第二次世界大战中，由于 IC 的广泛应用，脊髓损伤患者的尿液处理问题获得了巨大进步。前线医生对脊髓损伤休克期伤员的膀胱进行插管导尿，急性期死于尿路感染者显著减少。

1960 年，Lapides 发现神经源性膀胱患者的膀胱内压升高及尿液潴留，而非细菌本身，才是导致尿路感染发生的原因。1970 年冬，他和护士 Betty Lowe 治疗一名多发硬化症的女性患者，第一次应用了 CIC，患者短期内达到了控尿和无泌尿系统感染发生，而且这种简单、方便的导尿技术并未产生任何不良反应。1972 年，Lapides 等提出 CIC 治疗神经源性膀胱（neurogenic bladder，NB），很快成为那些不能自主排空膀胱的 NB 患者救命的治疗措施。CIC 可以防止膀胱的过度扩张，预防膀胱内压力不正常升高，增加膀胱壁的血液循环，使膀胱黏膜加强对感染的抵抗力。SIC 只能在医院内实施，如果出院后要进行 SIC 必然会给出院患者带来很大的不便，甚至影响到患者的生活质量。Kessler 等对应用 CIC 超过 5 年的患者进行评估，提出 80% 的患者认为 CIC 比较容易，不会干扰日常生活。在 CIC 广泛应用于 NB 的治疗之前，肾衰竭和尿毒症是患者死亡的常见原因。幸运的是，随着 CIC 的逐渐开展，CIC 在预防膀胱输尿管反流（vesicoureteral reflux，VUR）和肾积水，降低膀胱扩大术率，减少继发于肾功能衰竭的术后死亡方面取得了显著的疗效。

随着时代的发展，CIC 的各种适应证和并发症逐渐被认识和总结，使之能更好地应用于患者。CIC 的应用可以有规律的储存和排放尿液，恢复膀胱功能，避免长期留置尿管所致的各种并发症如尿路感染、膀胱结石、尿道损伤、拔管后尿潴留、尿道外口溃疡等。

CIC 的广泛应用离不开导管材质和设计的不断进步。新技术、新材料不断出现，导尿管在材质和设计方面也在随之更新。CIC 导尿管的选择必须考虑患者的实际状况，如损伤程度、手功能状况、视力损害程度、尿道敏感程度、性别、年龄、经济状况等因素。患者往往需要尝试几种不同类型的导尿管后才能做出最后的选择。临床护士要了解各种类型导尿管的特点，以便指导患者做出正确、合理的选择。

到 20 世纪和 21 世纪，新材料如乳胶、合成橡胶和硅胶等相继涌现，为人们带来了许多经久耐用的产品。20 世纪 30 年代由 Frederic Foley 发明设计了一条橡胶导尿管，管内有一管腔用来膨胀一小囊，将导管固定于膀胱内。最初的导尿管是开放式系统，尿管中的尿液滴入一个敞开的容器中，这很大程度上缓解了患者的痛苦，但留置该类尿管的患者 4 天或更长时间内 100% 都会发生感染。20 世纪 50 年代出现了一种封闭式的导尿管系统，尿液可顺着尿管流入一个密闭的袋子。现代导尿管的类型包括无涂层导尿管（uncoated catheters）、涂层导尿管（coat-ed catheters）和密闭导管系统（closed systems），它们大大降低了 CIC 并发症的发生率。

目前欧美国家广泛应用的 CIC 技术对患者生活的影响不大，且不用长期携带尿袋，因而提高了患者的生活质量，对于帮助患者过上正常的生活具有重大意义。特别是对于患有神经源性膀胱的患儿，如果不能及时排空膀胱，升高的膀胱压力将会导致上尿路的损害，即使患儿的认知能力或行为能力还达不到要求，如果家长学会并帮助患儿操作，就能够进行 CIC。经过四十多年的发展，CIC 已经被国际尿控协会（international continence society，ICS）作为排空膀胱的首选治疗方法，能够使患者有效地排空膀胱，并逐渐应用于临床。我国 CIC 的应用并不像国外那样普及，相关人群特别是儿童 CIC 的文献报道也较少，有关 CIC 的专著仍是空白，有待继续努力和国际接轨。

2. 清洁间歇性导尿术是历史发展趋势的原因

作者相信清洁间歇性导尿术是历史发展趋势。理由为：①需要 CIC 的患者多为神经源性膀胱、逼尿肌功能低下，患者多丧失了排尿能力等。这些疾病的治疗现在仍是世界难题，仍无有效根治的方法；②现在的治疗方法多为对症治疗，CIC 是最简单和有效的治疗方法；③导管材质和制作工艺的不断改良和进步已经显著减少了 CIC 引起的痛苦和并发症；④现代网络发达和科技进步，CIC 知识的普及和培训显著改善；⑤尿动力检查等膀胱功能评估技术的进步和膀胱安全容量、安全压力及导尿日记等新概念和新理论的提出，为更精准和安全地导尿奠定了基础；⑥手卫生知识的普及和有效抗生素的出现，有效预防和治疗了CIC 相关泌尿系统感染；⑦随着对新生儿 NB 认识的深入，从新生儿期开始 CIC 写入了欧洲泌尿外科学会（European Association of Urology，EAU）的指南，部分（早晚）导尿有效改善了遗尿和夜尿增多并改善尿控能力，显著扩大了 CIC 的应用范围。

（张 科 窦启锋 整理）

参考文献

1. 王斌全，赵晓云. 导尿术的发明与发展. 护理研究，2008（31）：2913.

2. 杜勇. 中国古代导尿术应用史略. 中华医史杂志，1995，25（1）：35-37.

3. PATEL S R，CALDAMONE A A. The history of urethral catheterization. Medicine and health，Rhode Island，2004，87（8）：240-242.

4. LAPIDES J，DIOKNO A C，SILBER S J，et a1. Clean，intermittent self-catheterization in the treatment of urinary tract disease. J Urol，1972，107（3）：458-461.

5. 李延伟，文一博，何翔飞，等. 早期清洁间歇导尿在神经源性膀胱患儿中的应用. 中华泌尿外科杂志，2017，38（04）：295-298.

6. 梁志. 间歇导尿的研究进展. 中国康复理论与实践，2013，19（04）：360-361.

泌尿系统解剖知识是 CIC 的基础

CIC 需要了解泌尿系统的解剖和病理生理知识，特别是了解尿道口的位置和尿道形态、不同年龄和不同性别的特点。了解 CIC 相关的解剖尤其是不同年龄人群尿道和膀胱的解剖特点是顺利完成 CIC 的基础。成功进行导尿首先要找到正确的尿道口并且顺利将尿管插入尿道，还要尽可能减少插入尿管对尿道黏膜的损伤。因此，了解尿道走行和生理弯曲等解剖特点很有必要。以下针对不同性别和年龄人群相关的尿道和膀胱解剖特点进行介绍，希望可以为医护人员和患者进行 CIC 提供帮助。

3. 尿道解剖及其生理

我们进行间歇导尿时，尿管首先通过尿道进入膀胱，如何正确找到尿道口？如何顺利将尿管插入尿道并尽可能减少对尿道的刺激和损伤？为了解决这些问题，首先我们要了解基本的尿道解剖，包括不同性别和年龄人群尿道的特点，导尿时便可以针对不同的特点进行导尿，增强患者导尿的依从性，从而帮助患者更加安全高效地完成 CIC。

（1）男性尿道的解剖

1）形态和结构

男性尿道（urethra）为一细长的管状器官，起源于膀胱颈的尿道内口，止于阴茎头顶端的尿道外口，起始只有排尿功能，于青春期开始后也有射精功能。胎儿男性尿道在胚胎期孕 8 周时就开始发育，胎肾开始产生尿液，在孕 20 周时超声可以检测到胎儿排尿，男性新生儿尿道生长缓慢，青春期以后才迅速生长，1 岁时男性尿道长度为 5 ～ 6 cm，到性成熟期长度约 12 cm。

男性尿道分为前列腺部、膜部和海绵体部三部分。一般临床上习惯将前列腺部和膜部合称为后尿道（posterior urethra），海绵体部称为前尿道（anterior urethra）。

前列腺部：尿道前列腺部为尿道穿过前列腺的部分，起于尿道内口止于前列腺尖部，与前列腺前面相距最近。此部尿道后壁上有一纵行隆起，称为尿道嵴（urethral crest），嵴中隆起的部分称为精阜（seminal colliculus），精阜中央有个小凹陷，称前列腺小囊（prostatic utricle），为副中肾管远端侧部退化的残留物，无生理功能。

膜部：膜部为尿道穿过尿生殖膈的部分，位于前列腺与尿道球之间，自后上向前方延伸，是三部分中最狭窄的一段。其周围有尿道括约肌环绕，该肌为横纹肌，有控制排尿的作用，又称尿道外括约肌。膜部尿道虽然狭小，但是扩张性很大，在尿道的横断面上呈星状。但又因为此段尿道壁较薄加上耻骨前列腺韧带和尿道旁筋膜等周围组织对其的固定作用，当骨盆骨折时，易损伤此部。其与尿道海绵体部相接处，管壁最为薄弱，只有疏松的结缔组织包绕，在向尿道内插入器械时此处易发生损伤。

海绵体部：海绵体部是尿道中最长的一段，也是新生儿发育最差的一部分，起始于尿道膜部末端，止于尿道外口，贯穿整个尿道海绵体。该段尿道的起始部位在尿道球内，为整个尿道最宽的部分，称为尿道球部，尿道球腺开口于此，骑跨伤常损伤该部位。尿道海绵体的中部管腔较为狭窄，直径约 0.6 cm，到了末端阴茎头的部位又扩大成舟状窝，从舟状窝向外至尿道外口，尿道的管腔又逐渐狭窄，形成尿道的狭窄部之一，儿童尿道外口直径大约为 0.5 cm。

男性尿道粗细不一，有三个狭窄、三个膨大和两个弯曲。三个狭窄分别位于尿道内口、尿道膜部和尿道外口，以膜部最窄。尿道结石常易嵌顿在这些狭窄部位。三个膨大分别位于尿道的前列腺部、尿道球部和尿道舟状窝部，其中以舟状窝最大，球部次之，前列腺部最小。两个弯曲是凸向下后方的耻骨下弯和凸向上前方的耻骨前弯。耻骨下弯是固定的，位于耻骨联合下方约 2 cm，包括尿道的前列腺部、膜部和海绵体部的起始段，形成凸向后方的弯曲。耻骨前弯位于耻骨联合前下方，阴茎根部与体部之间，阴茎勃起或将阴茎向上提起时，此弯曲可变直而消失。图 1 为 Vishy Mahadevan 2019 年发表的"Anatomy of the lowerurinary tract"中男性盆腔矢状面图，显示了男性尿道的走行及其与膀胱的关系。

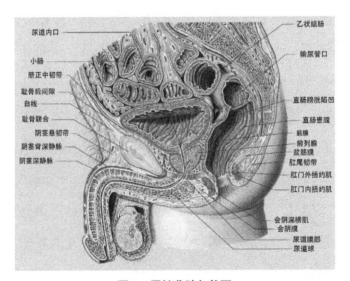

图 1 男性盆腔矢状面

图片提供："Anatomy of the lowerurinary tract" Vishy Mahadevan 2019。

儿童男性尿道的前列腺部、膜部和海绵体部三个部分的组织结构有所不同，管壁可分为黏膜层、黏膜下层和肌层。尿道上皮细胞由内胚层的上皮细胞发育而来，前列腺部尿道被覆移行上皮，并且可以延伸到前列腺腺管中，膜部尿道的上皮为复层或假复层柱状上皮，海绵体部尿道近端由复层或假复层柱状上皮覆盖，而在远端由复层鳞状上皮覆盖。黏膜固有层由疏松结缔组织形成，含有丰富的弹力纤维网和血管。尿道黏膜下层与固有层分界不清，也为疏松结缔组织。新生儿尿道黏膜发育较差，黏膜上皮易脱落及受伤，黏膜腺体、弹力纤维和结缔组织的发育均较差。

前列腺部尿道的肌层由内层纵行的及外层环形的平滑肌层包绕，尿道周围的小腺体可延伸到纵行的平滑肌纤维间，终止于外括约肌。

膜部尿道不但含有内纵和外环两层平滑肌，其周围还包绕着外括约肌。外括约肌常被错误地描述为像三明治一样夹在两层筋膜之间的扁平状肌肉。外括约肌实际为戒指状，基底宽，上部变窄并通过肛提肌上方的泌尿生殖裂孔与前列腺尖部汇合。在胚胎发育时，这些肌肉形成一个垂直的管道从膜部尿道延伸到膀胱颈。随着前列腺的发育，后侧及外侧的肌肉逐渐萎缩，而前列腺前方的横向肌纤维直到成年仍完整存在。在前列腺尖部环形的肌纤维包绕尿道，在尿道的后方肌纤维较薄并汇入一个纤维鞘。在远端，这些肌纤维并不在尿道后方汇合，而形成 Ω 型，仅分布在尿道的两侧，平滑肌和横纹肌在尿道中 1/3 交错分布逐渐过渡形成尿道括约肌复合体。外括约肌由纤细的 I 型肌纤维（慢反应纤维）组成，富含肌球蛋白三磷酸腺苷酶，使肌肉保持收缩状态。肌纤维周围有丰富的结缔组织，与邻近的支持组织相连。

外括约肌对应于最大尿道闭合压，当前列腺切除后其控尿作用消失。尿道闭合压的产生机制包括：①假复层柱状上皮收缩形成放射状的黏膜皱褶关闭管腔；②黏膜下含有丰富的血管和柔软的结缔组织有利于管腔的关闭；③纵行及环形走行的尿道平滑肌纤维（内层部分形成内括约肌）；④外括约肌的收缩作用；⑤肛提肌位于耻骨和尿道之间的部分也有增加尿道压力的作用。

海绵体部尿道的肌层仅有一层环形平滑肌，但该部的尿道腺较前列腺部和膜部明显增多。尿道腺为黏液腺，由尿道黏膜上皮表面分散的杯状细胞沿上皮下陷形成的陷窝，生长、延伸至黏膜深面而形成。该腺体上皮呈柱状，胞质清，含有黏液颗粒。

盆腔神经丛接近尾部的部分分出到前列腺的分支及重要的阴茎海绵体神经。通过精囊的尖部后，这些神经位于盆内筋膜的侧叶内，但在其外侧走行于直肠表面的前列腺后外侧缘，前列腺被膜动静脉的外侧。由于这些神经由众多神经纤维组成，肉眼不易区分，但血管经常是辨认神经走行的外科标志（Walsh 的血管神经束）。到达膜部尿道后，该神经分为两支，表浅支沿尿道括约肌的侧方 3 点和 9 点处走行，渗入尿道括约肌的横纹肌内，深支则穿过该肌肉发出到尿道球腺的小支，当到达阴茎起点时，这些神经会融合成 1 ～ 3 个相互分离神经束，走行于尿道旁的 1 点和 11 点，海绵体静脉的表面，海绵体动脉的背内侧。与动脉一起，它们穿过阴茎海绵体支配勃起组织，小的神经纤维在远端同样汇入阴茎背神经。在女性，支配前庭和阴蒂海绵体的神经与侧静脉丛一起走行于阴道壁与膀胱之间。

2）血管和神经

动脉：男性尿道的动脉供应来自膀胱下动脉、直肠下动脉及阴部内动脉的分支（尿道球动脉和尿道动脉），这些动脉存在广泛的交通支。阴茎的动脉主要有阴茎背动脉及阴茎深动脉，各两条，都是阴茎动脉终支。在阴茎背动脉向龟头走行的过程中，发出阴茎海绵体分支和尿道海绵体分支。尿道海绵体丰富的血供允许泌尿外科医生在尿道狭窄的修复手术中游离尿道。

静脉：尿道的静脉主要汇入膀胱静脉丛和阴部静脉丛，最后注入髂内静脉。

神经：尿道主要受阴部神经的支配，其中包括会阴神经、交感神经及副交感神经的分支。前列腺受发自盆神经丛的交感及副交感神经支配。神经与动脉伴行成直角进入前列腺体及基质。副交感神经终止于腺泡并支配其分泌，交感神经纤维支配前列腺包膜及基质中平滑肌的收缩。α_1 受体阻滞剂可以松弛前列腺基质及前列腺周围括约肌的张力，提高前列腺增生患者的尿流率。前列腺的传出神经通过盆神经到达盆腔及胸腰段的脊髓神经中枢。尿道膜部括约肌的神经受来自骶神经 2 ~ 4 节及阴部神经的支配。支配膜部尿道内层平滑肌的自主神经可能发自海绵状神经，但其对控尿作用不大。外括约肌的传出神经还不明确，但可以确定的是它有较重要的作用。大体解剖及逆轴突示踪技术证实尿道膜部的外括约肌由阴部神经支配，但是一直困扰泌尿外科医生的是为什么切断阴部神经并不能阻止外括约肌的收缩。

（2）女性尿道的解剖

1）形态和结构

女性尿道（female urethra）仅有排尿功能，起于尿道内口，在阴道前方向前下穿尿生殖膈，终于尿道外口。尿道外口暴露，且接近肛门，易被粪便污染，上行性感染较男性多。在穿尿生殖膈时，其周围有尿道阴道括约肌包绕。女性尿道的特点是女性尿路感染较男性多见的原因之一。在尿生殖膈以上的部分，尿道的前方与耻骨联合之间有阴部静脉丛，尿道后方借疏松结缔组织与阴道前壁紧密相连。尿道与阴道之间的组织称为尿道阴道膈。生殖膈以下部分的前方与两侧阴蒂脚的汇合处相邻。女性尿道内口与男性相似，外口为矢状裂口，周围隆起呈乳头状，位于阴蒂的后方阴道口的前方。阴蒂的悬韧带（前尿道韧带）和耻骨尿道韧带（后尿道韧带）形成一个吊带将尿道悬吊在耻骨上。图 2 为 Vishy Mahadevan 2019 年发表的 "Anatomy of the lower urinary tract" 中女性盆腔矢状面图，显示女性尿道与阴道的关系。

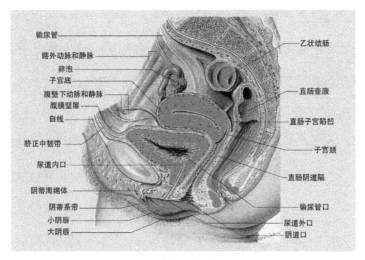

图 2　女性盆腔矢状面

图片提供："Anatomy of the lowerurinary tract" Vishy Mahadevan 2019。

2）组织结构

女性尿道由黏膜和肌层组成，固有层较厚，黏膜丰富，常形成尿道黏膜皱襞。尿道表面被覆着移形上皮和无角化层的鳞状上皮。许多小的黏膜腺体开口于尿道，容易形成尿道憩室。在尿道的远端这些腺体在尿道的两侧聚集成组（组腺），通过共同开口于尿道外口的腺管排空。肌层由内纵、外环两层组成。一层纤薄的富含血管的黏膜肌层对尿道及腺体起支持作用。这些结构都依赖于雌激素，停经后发生萎缩，导致压力性尿失禁。一层相对薄弱的内层纵行的平滑肌从膀胱颈走行到尿道外口，进入尿道周围的脂肪及纤维组织。与男性的尿道近端不同，女性尿道近端没有环状括约肌，其后壁肌纤维相对缺乏。一层更薄的环形平滑肌包绕在纵行肌层的外面，延续尿道全长。在排尿时纵行肌肉与逼尿肌同时收缩，使尿道变短变宽。女性胎儿近端 1/3 尿道的横纹肌纤维相对分布较少，有髓神经纤维和无髓神经纤维走行在尿道近端 1/3 的后表面，支配平滑肌纤维。

外括约肌位于尿道远端 2/3 处。其由 I 型肌纤维（慢反应纤维）构成，周围环绕着丰富的胶原组织。外括约肌可以完整环状包绕尿道，对尿道的最大闭合压起重要作用。肌纤维绕过尿道后并不在尿道后方汇合，而是从尿道两侧延续到阴道的前方及侧壁。这些肌纤维完全包绕尿道及阴道形成尿道阴道括约肌。这些肌肉与球海绵体肌一起收缩，将收紧泌尿生殖裂孔。

3）血管和神经

女性尿道的动脉主要来自膀胱下动脉、子宫动脉和阴部动脉（阴道前庭动脉和尿道动脉）的分支，这些动脉彼此间有广泛的交通支。尿道静脉汇入膀胱静脉丛和阴部静脉丛，最后注入髂内静脉。女性尿道神经受会阴神经、交感神经及副交感神经支配。其尿道外括约肌受双重的躯体神经支配，像男性一样，接受阴部及盆腔躯体神经的支配。在女性尿道还可以找到少量交感神经。在平滑肌中发现有副交感的胆碱能神经纤维。躯体及自主神经丛沿临近尿道的阴道侧壁走行至尿道。在经阴道的压力性尿失禁手术中，切开阴道前壁时应避免损伤这些神经，以防止Ⅲ型尿失禁的发生。

（3）不同年龄人群的尿道解剖特点

1）小儿尿道的解剖特点

小儿泌尿系统解剖特点是膀胱的位置较高，新生儿膀胱常呈梨形位于耻骨联合之上，婴儿膀胱靠近腹前壁随年龄增长渐降入骨盆腔内。男性新生儿和婴幼儿尿道短小，娇嫩。包茎和包皮过长等不利于显示尿道口的情况普遍存在，不容易显露出尿道口。在进行 CIC 操作时要注意轻轻剥开包皮暴露尿道口，轻柔地插入较细的尿管，最大限度避免损伤尿道。特别要注意包皮清洁。男孩 1 岁时尿道长为 5～6 cm，至性成熟期约为 12 cm。出生时男婴常有包茎或包皮过长。包皮与阴茎头间多未完全游离，而呈生理性粘连，随年龄增长阴茎发育，粘连逐渐分离吸收，包皮自行向上退缩，一般 10 岁时 2%～3% 的男性仍有包茎，男婴因包茎致尿垢积聚时易引起上行性细菌感染，如果需要长期进行 CIC，需要做包皮环切手术。

女性新生儿和婴幼儿尿道特点是尿道短小，娇嫩，小阴唇容易粘连，尿道口常辨别困难。女性新生儿尿道仅 1 cm，以后可增加到 3～5 cm。在进行 CIC 操作时注意动作轻柔，安抚孩子情绪，保持清洁，避免尿道损伤和感染。

2）青壮年尿道解剖特点

男性青壮年尿道长 17～20 cm，有两个弯曲：耻骨前弯和耻骨下弯；有三个狭窄部：外口、膜部、内口。导尿时应掌握这些解剖特点，插入尿管时应提起阴茎使之与腹壁成 60°角，消除耻骨前弯，使尿管顺利插入，深度约 20 cm，有尿液流出后再进 2 cm 即可。另外针对男性尿道的解剖特点可以选择弯头的导尿管，更易于尿管的插入。

女性青壮年尿道特点如下：

①女性尿道口位于阴蒂的下方、阴道口的上方，且粗而短。成年女性的尿道长度通常在 3～5 cm 左右，在 CIC 时轻轻插入导尿管 4～6 cm，见有尿液流出后再插入 1 cm 即可。

②部分女性患者由于生产或者处女膜破裂会造成尿道口周围皮肤皱褶比较多，导尿的时候不容易找到尿道外口。

③女性易患尿道综合征。尿道综合征是指有尿频、尿急、尿痛等症状，但膀胱和尿道检查无明显器质性病变的一组非特异性综合征。多见于已婚的中青年女性。常由于尿道外口解剖异常（如小阴唇融合、尿道处女膜融合、处女膜伞等）、尿道远端梗阻、泌尿系统感染，以及局部化学性、机械性刺激等因素所引起。多于尿道外口处可见黏膜水肿、尿道分泌物，有时还可见尿道肉阜、尿道处女膜融合和处女膜伞等。尿道、膀胱颈部有压痛且伴尿道硬结。这些症状均会影响导尿时尿道的显露和导尿管的插入。

④女性尿道口不像男性可以直视下看到尿道口进行操作，加上尿道口与阴道口毗邻，容易误将导尿管插入阴道中，特别是女

性自我导尿的时候，初学者多需借助镜子才能顺利找到尿道口。

3）老年人尿道的解剖特点

中老年男性患者的前列腺多有不同程度的增生肥大，导致插入导尿管时更易产生明显阻力。前列腺增生实际上是膀胱颈部到阴阜之间一段后尿道周围腺体及其结缔组织、平滑肌组织受到 α - 双氢睾酮的作用逐渐增生，增生的结节不断扩大，向周围外层区腺组织压迫，使外层区腺组织压缩成 2 ～ 5 mm 厚的所谓的"假包膜" 或"外科包膜"，前列腺增生向后尿道及膀胱颈部隆起，有时向膀胱内突出，使后尿道的正常解剖形态改变，进而使尿道受压伸长变窄，膀胱颈部变小，排尿不畅而形成梗阻，从而使后尿道以上部位发生一系列的病变，若不及时治疗，最后肾功能受影响，可致慢性肾衰竭、尿毒症等严重后果。

适当的调整导尿管插入方式和阴茎体位可以帮助前列腺增生患者插入导尿管。特别是对于前列腺电切术后的患者，其尿道往往有较多的瘢痕组织，导致尿道壁粗糙、形状不规则，更应注意插入导尿管时的要点。

前列腺增生患者较一般男性患者导尿困难，容易造成尿道黏膜的损伤，引起出血。在专业医生的指导下，注意插入导尿管的技巧，可以减轻患者的痛苦，增加一次性导尿的成功率。

4. 膀胱解剖及其生理

膀胱（bladder）是储存尿液的器官，尿液从膀胱通过尿道排出体外。了解膀胱的解剖和生理特点有助于帮助患者更好选择导尿时机、合适的导尿间隔、每次的导尿量等。

（1）膀胱的形态与毗邻

膀胱为锥体形囊状肌性储尿器官，其大小、形态和位置随年龄和其充盈状态而异。婴儿膀胱呈纺锤形，位置较成人高，尿液充盈时可升入腹腔，触诊时在耻骨联合上可扪及，其颈部接近耻骨联合上缘。随着年龄增加，由于耻骨扩张，骨盆腔增大，骶骨角色的演变，伴骨盆的倾斜及深阔，膀胱即逐渐降至骨盆内，约至青春期达成人的位置。

新生儿膀胱未充盈时呈纺锤状或梨形，充盈时呈圆形，与成人相似。空虚膀胱可分为体、底、顶、颈四部分，但各部分没有明确的分界。膀胱有上面、后面和两个下外侧面：上面呈三角形，两外侧缘为顶至外侧角连线，后缘为两外侧角间连线；膀胱后面又称膀胱底，呈三角形，朝向后下方；下外侧面朝向前外下方，与盆膈相接；膀胱顶部与膀胱底部之间大部称膀胱体；膀胱的最下部，即膀胱后面与左右下外侧缘的会合处称为膀胱颈。男性膀胱颈与前列腺相接，女性则与尿道和盆膈相接。膀胱上面、下外侧面和底部的会合处为外侧角，其稍下方为输尿管穿入膀胱之处。膀胱内有两个与输尿管相通的开口，称为输尿管开口，两侧输尿管开口连线之间的膀胱壁隆起，称为输尿管嵴。膀胱出口由膀胱底、尿道和尿道外括约肌组成。膀胱外下侧的下部与肛提肌相毗邻，其外下侧与肛提肌、闭孔内肌及其筋膜间的疏松结缔组织称膀胱旁组织。

膀胱的肌层厚度随膀胱膨胀程度而改变。在膀胱三角肌区最厚，此区的内层肌是一层黏膜下肌（三角形肌），与膀胱壁的固有肌不同，为左右输尿管纵肌层向尿道及相互间延续形成，经尿道后壁到达前列腺小囊。膀胱收缩时内面形成许多皱褶，扩张时完全消失，而膀胱三角无论在膨胀还是收缩时均无皱褶。

女性膀胱与男性膀胱有以下不同：女性的膀胱底没有腹膜，借富有静脉的疏松结缔组织与阴道前壁和子宫颈相邻接为膀胱阴道膈。膀胱上面及下外侧面上部覆盖以腹膜，随尿液的充盈腹膜随之上移。膀胱的后缘相当于子宫内口的平面，其表面覆盖有腹膜，并向后上方移行，位于其后上方的子宫体前面。在膀胱与子宫之间腹膜折返形成膀胱子宫陷凹。膀胱的下外侧面大部分无腹膜覆盖，其附近有子宫圆韧带经过。膀胱前隙两侧为耻骨膀胱韧带，膀胱颈直接与尿生殖膈相接，并向下与尿道相接。

（2）**膀胱的组织结构**

膀胱壁分为三层：膀胱黏膜层、膀胱肌层和膀胱外膜。

1）膀胱黏膜层

膀胱黏膜丰富，排空时呈皱襞状，充盈后黏膜展平，皱襞消失。黏膜上皮为移行上皮，其层次的多少与功能和位置有关。膀胱收缩时上皮增厚可达 6～8 层，表面细胞呈大立方形，细胞核 1～2 个；膀胱充盈时上皮变薄，细胞层减至 2～3 层，表面细胞变成扁平。基膜不明显，固有膜为致密结缔组织，黏膜内有少量淋巴结，黏膜深部组织疏松，似黏膜下层。电镜观察黏膜上皮表层细胞游离面有许多排列致密的微小皱褶和沟，胞质浅层分散，并有梭形或管状囊泡。表面质膜外侧增厚，冰冻标本发现此层膜内蛋白颗粒聚集，排列致密，而内侧颗粒疏散，紧贴内侧下方的胞质内有成束的微丝分布，构成壳层。相邻细胞顶端紧密连接，其连接嵴较多且网致密，这种结构是膀胱黏膜防止大分子物质渗透的屏障。细胞基部有排列致密的质膜内褶，以适应膀胱的收缩和扩张。

2）膀胱肌层

膀胱肌层较厚，肌束间结缔组织丰富。肌纤维相互交错，但大致可分为外纵、中环和内纵三层，在尿道内口处中层肌纤维增厚形成尿道内口括约肌。膀胱肌层内含有丰富的副交感神经纤维。逼尿肌肌纤维长度变化范围很大，以细胞外基质作为着力点产生张力，从而产生膀胱收缩。

3）膀胱外膜

膀胱外膜主要为纤维膜，纤维排列疏松，内含血管、神经和淋巴管。膀胱的后上方则为浆膜。

（3）膀胱的血管和神经支配

膀胱动脉分为膀胱上动脉、中动脉和下动脉，膀胱上下动脉起自髂内动脉前干，中动脉起自髂内动脉。还有来自闭孔动脉和臀下动脉的膀胱支。在女性还有来自子宫动脉和阴道动脉的分支。

膀胱静脉并不与其动脉伴行，在膀胱壁内或其表面构成丰富的静脉丛，这些静脉在膀胱的下外侧和前列腺的两侧形成膀胱静脉丛或膀胱前列腺静脉丛，该静脉丛注入髂内静脉。膀胱静脉丛向后与直肠静脉丛交通，而女性则与子宫阴道静脉丛交通；向前则与阴部静脉交通，因此在行膀胱切除时膀胱静脉丛结扎不牢可造成大出血。

膀胱受自主神经的支配，神经纤维由来自下腹下丛的交感神经和骶髓 2～4 节的盆内脏神经的副交感神经纤维组成并形成膀胱丛。该神经丛分为位于膀胱两侧的膀胱旁丛和膀胱壁内的固有膀胱神经丛。膀胱大部以副交感神经支配为主，起收缩膀胱肌层的作用；而肌层的交感神经纤维稀少，起舒张肌层的作用。膀胱颈及后尿道则以交感神经为主，起收缩膀胱颈的作用。阴部神经直接受意识和反射控制，属于躯体神经，兴奋时可使外括约肌收缩，阻止排尿。膀胱的感觉神经含有痛觉和本体感觉两种神经纤维：痛觉纤维主要经过副交感神经接受来自膀胱壁的过度牵张、结石、炎症和恶性肿瘤的刺激，引起下腹部疼痛；而本体感觉主要传导尿液扩张引起的尿意。图 3 为 Weledji 等在 2019 年发表的

"The Anatomy of Urination：What Every Physician Should Know"
中显示的下尿路控制神经分布图。

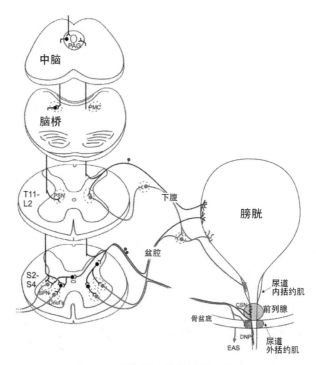

图3　正常下尿路控制的神经分布

（4）膀胱生理功能

膀胱是储尿和排尿的器官。正常膀胱的储尿和排尿主要通过
周围神经通路发挥作用，即骶副交感神经（盆神经）、脊柱胸腰
段交感神经（下腹神经和交感干）和骶躯体神经（主要是阴部神
经）。膀胱的逼尿肌和尿道内括约肌受副交感神经和交感神经的
双重支配。副交感神经节后神经元释放的乙酰胆碱可激动逼尿肌
M 型胆碱能受体，使逼尿肌收缩而尿道内括约肌舒张，进而促进

排尿。肾脏不断产生的尿液，通过输尿管蠕动将尿液储存在膀胱内。当膀胱充盈时，膀胱壁的牵张感受器受到牵拉，经传入神经纤维到达脊髓骶段的排尿反射低位中枢，后经副交感神经控制排尿。对于正常成人来说，当膀胱充盈信息到达大脑时，可通过人的主观感觉控制排尿。横膈和腹肌在排尿过程中可增加膀胱内压力，对尿液排出有辅助作用。

正常男性的尿液控制依靠下列两部分：①近侧尿道括约肌包括膀胱颈部及精阜以上的前列腺部尿道。②远侧尿道括约肌可分为两部分：精阜以下的后尿道和尿道外括约肌。

不论男性或女性，膀胱颈部（交感神经所控制的尿道平滑肌）是制止尿液外流的主要力量。在男性，近侧尿道括约肌功能完全丧失（如前列腺增生手术后）而远侧尿道括约肌完好者，仍能控制排尿如常。如远侧尿道括约肌功能同时受到损害，则依损害的轻重可引起不同程度的尿失禁。在女性，当膀胱颈部功能完全丧失时会引起压力性尿失禁。受到体神经（阴部神经）控制的尿道外括约肌功能完全丧失时，在男性如尿道平滑肌功能正常，不会引起尿失禁；在女性可引起压力性尿失禁。

逼尿肌压力是指逼尿肌收缩时对膀胱产生的压力，是排尿时膀胱压力的主要来源，也是排尿发起的最关键动力。尿动力学检查中常动态描记逼尿肌压力来反映逼尿肌的功能。儿童逼尿肌最大压力随年龄增加而减小，结果使膀胱顺应性增加。正常儿童逼尿肌主要受神经系统支配，从神经系统传来的冲动到达神经肌肉接头处，电信号转化为机械信号，逼尿肌收缩，膀胱内压升高，同时尿道括约肌开放，尿液排出并产生一定的速度，即尿流率。逼尿肌还可以产生一种非抑制性收缩，正常小儿的逼尿肌非抑制性收缩一般发生在 8 岁以内，病理状态下，如中枢神经系统发育不良或病变、尿路感染等逼尿肌非抑制性发生率可增加。逼尿肌非抑制性收缩发生在小儿表现为尿频、尿急、尿失禁、遗尿等。

膀胱容量随年龄而增加，成人的膀胱容量平均为 350 ～ 500 mL，膀胱的最大容量为 800 mL，新生儿的膀胱容量约为成人的十分之一，女性的容量小于男性，老年人因膀胱肌张力低而容量增大。膀胱高压、顺应性降低和逼尿肌括约肌不协调是造成上尿路功能损伤的高危因素，患有神经源性膀胱等导致排尿障碍的儿童，膀胱壁增厚、膀胱间质纤维化及神经病变等因素导致膀胱顺应性明显下降，从而充盈期逼尿肌压升高，导致膀胱输尿管反流。因此膀胱顺应性降低和储尿期高逼尿肌压与上尿路扩张有着密切的关系。进行 CIC 时，选择合适的导尿时机和导尿量可以保护上尿路功能，避免上尿路扩张、肾积水甚至尿毒症等疾病的发生。不同年龄的患者膀胱容量不同，小儿膀胱容量较小，需要的导尿间隔较短，导尿量相对较小，而老人膀胱容量较大，需要的导尿间隔相对较长，导尿量较大。

以上我们总结了与 CIC 相关的尿道和膀胱的解剖和生理病

理特点，掌握和了解这些相关的知识要点，对于患者自行进行 CIC，以及家属和照护者帮助患者导尿都有巨大的参考和指导意义。熟悉尿道的解剖特点是完成 CIC 的基础。了解泌尿系统的解剖和病理生理知识，能帮助我们了解为什么要进行 CIC。

（吕 磊　张会清　整理）

参考文献

1. 柏树令，应大君. 系统解剖学.8 版. 北京：人民卫生出版社，2013：157-171.

2. MAHADEVAN V. Anatomy of the lower urinary tract. Surgery（Oxford），2019，37（7）：351-358.

3. 都兴华，苏泽轩. 女性控尿相关功能解剖的研究进展. 中国医学工程，2009，17（5）：346-354.

4. 文建国. 小儿正常排尿和排尿功能障碍. 郑州大学学报（医学版），2004，39（6）：925-928.

5. WELEDJI E P, EYONGETA D, NGOUNOU E. The anatomy of urination：What every physician should know. Clin Anat，2019，32（1）：60-67.

选好导尿管和相关耗材是 CIC 成功的条件

　　近年来，CIC 及 CISC 的应用逐渐普及。现在已经公认 CIC 可有效降低感染风险，减少并发症和提高生活质量，且操作简单。但是，CIC 顺利进行离不开正确选择相关导尿管和耗材及专业操作技巧。以下重点介绍如何选择 CIC 需要使用的各种导尿管和基本耗材。

　　所谓导尿管和耗材即执行 CIC 过程中使用的消耗配件类用品，如操作前需要准备的消耗品（在医院操作常需，在家或工作环境中可用干净的一次性手套，也可不用手套仅需要洗手即可）、操作时的消毒用品（一次性湿纸巾或清洁剂和毛巾、消毒喷雾剂或消毒棉片、无菌纱布）、导尿管种类（无涂层导尿管、涂层导尿管、密闭导管系统导尿管）、导尿管材质（聚氯乙烯、硅胶、橡胶、乳胶）、导尿管型号、导管尖端形状（直头、弯头）、各种润滑剂（如果不是亲水性导管需用水溶性润滑剂、石蜡油、利多卡因凝胶）、辅助 CIC 装置如镜子（女性导尿常用，有放大效果的更佳）、马桶或尿液收集容器和储存袋。为了正确进行 CIC 操作并得到满意疗效，了解这些耗材和用品的型号、大小、材质、功能及作用很有必要。

CIC 和 CISC 是目前治疗神经源性膀胱的首选方法。疗效取决于操作技术，包括导尿管及润滑剂的类型、导尿管的处理和插入手法等。进行时，选择合适的导尿管可降低并发症的发生率。由于新技术新材料的不断出现，导尿管在材质和设计方面也随之更新，目前市场上有较多种类的导尿管。患者选择导尿管时需要综合考虑自身状况，如可能对尿道的损伤程度、手功能状况、视力、尿道敏感程度、性别、年龄、经济状况等因素。操作时还需要手套、清洁湿巾／毛巾、纱布、消毒喷雾、消毒棉片、镜子、集尿器等必备耗材。

5. 操作前所需常规消耗品

保持手卫生是进行 CIC 的前提。手卫生需要准备的消耗品有干净毛巾或擦手纸、清洁洗手用的肥皂或香皂或洗手液、干净的清水等。但是任何一种洗手方法，都不能完全消灭皮肤深处的细菌。条件允许时，可以准备无菌手套或相对干净的一次性手套。

6. 消毒用品

消毒是杀灭病原微生物，进而预防感染的重要手段。在导尿前进行规范的消毒操作，可有效预防及减少尿路感染的发生。

CIC 过程中的消毒操作主要是对尿道口及附近皮肤的消毒，主要涉及尿道黏膜。消毒用品通常有消毒棉球、消毒棉片、消毒棉棒几种类型，消毒棉球一般需要配合镊子操作，在医院用得多一些，家庭常用棉片或者棉棒，根据使用者的操作习惯选择就好。对消毒用品的选择，主要是对其中的消毒剂的选择。在常用消毒剂中，适用于黏膜消毒的有碘伏和苯扎溴铵。碘伏杀菌作用不如碘酒，可用于皮肤、黏膜的消毒，也可治疗烫伤、滴虫性阴道炎、霉菌性阴道炎、皮肤霉菌感染等。烧伤、冻伤、刀伤、擦挫伤等一般外伤用碘伏消毒效果很好且刺激性小，较之碘酒、酒精疼痛轻微。碘伏用于皮肤的消毒治疗可直接涂擦；稀释二倍可用于口腔炎漱口；稀释十倍可用于阴道炎冲洗治疗。苯扎溴铵是一种季铵盐阳离子表面活性广谱杀菌剂，杀菌作用强而快，毒性低，对皮肤和组织无刺激性，渗透力强，对金属、橡胶制品无腐蚀作用。苯扎溴铵对革兰阳性菌及阴性菌如葡萄球菌、伤寒杆菌、副伤寒杆菌、大肠杆菌及结核菌、真菌等均有杀灭作用。可用于外科手术的消毒、皮肤消毒、黏膜消毒、皮肤化脓处理等。因此，这两种消毒剂是导尿操作的优选，无菌纱布或无菌棉棒也是消毒时不可缺少的一次性用品。患者可根据自身经济条件选择干净毛巾温水清洗会阴区或者使用一次性湿巾等进行导尿前的消毒操作。

7. 导尿管

进行 CIC 时，选择合适的导尿管可降低并发症的发生率。由于新技术新材料的不断出现，导尿管在材质和设计方面也随之更新，目前市场上有较多种类的导尿管。患者选择导尿管时需要综合考虑自身状况，如损伤程度、手功能状况、视力损害程度、尿道敏感程度、性别、年龄、经济状况等因素。2011 版《神经源性膀胱护理指南》提出，用于 CIC 的理想导尿管应满足以下条件：①无菌；②生物相容性好；③柔软易弯曲；④由高保形性材料制成；⑤无创伤；⑥即取即用。患者在选购导尿管时，即可将上述条件作为基础考量标准，这些条件保证了导尿管的安全性及易用性。考虑到具体的导尿应用，我们还可从以下几个角度谈谈导尿管的选购技巧。

（1）导尿管种类

目前常见的导尿管包括无涂层导尿管（uncoated catheters）、涂层导尿管（coated catheters）和密闭导管系统（closed systems）。

无涂层导尿管也称为普通导尿管，常用于 CIC，使用时建议涂抹润滑油。无涂层导尿管多为一次性使用的，也有可重复使用的。可重复使用的导尿管，材质通常有硅胶、乳胶、玻璃纤维、不锈钢等，选用此类导尿管有一定弊端，长期使用无法保证导尿管的清洁和储存效果，故不推荐重复使用此种导尿管。Krassioukov 等在 2012 年伦敦残奥会和 2013 年世界自行车锦标赛上对导尿利用率和 UTI 频率进行了调查研究，参与者（$n =$ 61）根据经济状况分为发展中国家和发达国家。参与者分享了他们目前的导尿方法。来自发展中国家的患者导尿管重复使用率高得多，与未重复使用导尿管的患者相比，每年发生的尿路感染次数是后者的两倍。

涂层导尿管表面有凝胶或包裹有凝胶。这些导管可用于 CIC 和无菌 CIC 技术，是为一次性使用而设计的，预涂有涂层，便于插入和取出，从而降低尿道黏膜刺激的风险，这种刺激在无涂层产品中更为普遍。导尿管有抗生素涂层和亲水涂层两类，不可重复使用。抗生素涂层可能会在局部发挥抗菌作用，有些抗生素涂层导尿管也同时具有亲水涂层。此类导尿管的问题是患者可能存在对抗生素涂层过敏及造成二重感染的可能，并且只能一次性使用，因此未被普及。亲水涂层导尿管是在整个 PVC 导尿管外包裹一层亲水的聚合物，主要是聚乙烯吡咯烷酮（PVP）。会增加导管表面的亲水润滑性，遇水时会迅速在其表面形成一层润滑薄膜且不易脱落，在临床插管时导尿管表面这种厚厚的平整、光滑的结构，确保了导尿管插入和拔出的过程中，始终保持润滑状态，因此减小了导尿管和尿道黏膜的摩擦力，实验证明，其润滑度是普通导尿管类产品表面的 10 ～ 100 倍。它是一种安全的、不会引起人体过敏的物质，因而这类导尿管也被称作超滑导尿管（图 4），尤其推荐儿童患者使用。超滑导尿管的优势：首先有超强的润滑性和生物相容性。管体全程润滑，且润滑充分，能够保证减少人为涂抹润滑剂时的涂抹不均匀情况，对尿道黏膜刺激性小，减少尿道上皮组织损伤的概率，减轻患者的双下肢神经痛和不适感，缓解患者的紧张焦虑情绪，使患者感觉舒适，同时也降低了外在因素诱发患者神经痛加剧的概率。由于润滑效果持久，在整个插管过程中，尿道受刺激痉挛的机会降低，插管成功率大大高于普通尿管。其次是使用的便捷性。在插尿管前，只需将超滑尿管浸入无菌生理盐水中数秒就能达到充分润滑的效果，操作方便。新推出的一种自带无菌水包的超滑导尿管有着更好的便捷性，使用时直接挤破单包装里的水包，使无菌水流出浸润管身，便能方便地激活亲水涂层，在外出携带时尤其方便。同时，使用自带的无菌水还能杜绝使用其他水源污染尿管的可能性，降低尿路感染风险。最后可降低尿路感染的发生率。导尿管前端增加排放孔，能彻底排清残余尿。管体呈透明状，导尿过程中能观察到尿液的颜色、性状，及时发现尿液异常（如颜色、透明度、有无沉淀絮状物等），从而降低尿路系统细菌危险与尿路感染可能。插管过程简单，质地稍硬，以方便患者出院后能够自己掌握操作。

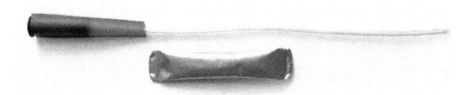

图4　超滑导尿管

密闭导管系统导尿管：这类尿管表面有润滑油或亲水涂层或抗菌涂层，导尿管直接与集尿袋连为一体，一些脊髓损伤（SCI）患者适合使用此类型导尿管。大部分密闭导管系统都设计有约15 mm长的引导端（introducer tip），用来防止导尿管被污染而把细菌带入膀胱。导尿时操作者不能用手直接接触导尿管，因此对手功能有一定要求。

（2）导尿管的材质

不同材质的尿管对尿道黏膜的刺激不同。间歇性导尿使用的导尿管材质多种多样，其材质有些含乳胶，有些不含乳胶。不含乳胶的导尿管是目前最常用的，材料是医用级别的塑料，比如聚氯乙烯（PVC）或硅胶，硅胶尿管和PVC尿管产品的生物相容性较好、细胞毒性小、有各种不同的软硬度和较大跨度的直径且头端较硬，便于顺利插入，且管壁柔软，有降低感染发生率、减轻对尿路刺激的优点（图5）。

PVC是一种热塑性聚合物，聚合方法主要分为悬浮聚合法、乳液聚合法和本体聚合法。其医学领域优势为透明、柔软、可靠、耐用、易灭菌、具有相容性、抗化学应力开裂性、易加工可回收利用、廉价。PVC 被广泛应用于医疗产品，如血袋、管道、一次性检查手套和医疗托盘。Sallami 等认为，患者对 PVC 材质的尿管耐受性最好，PVC 价格也比较便宜，在国内外普遍使用。

硅化乳胶尿管、塑料尿管毒性中等，因其表面进行硅化处理不易形成细菌生物膜，导管耐用且高度灵活，可有效地帮助膀胱引流，因此尿路并发症较少。硅胶具有许多独特的性能，如良好的生理惰性、耐体液腐蚀性、在苛刻环境条件下耐老化性、优良的生物相容性、对人体组织炎症反应极小、在体内不引起异物反应、对周围组织不引发炎性反应等，因而被广泛地应用在医学领域中。

橡胶尤其是白橡胶尿管具有较大的毒性，引起的尿道损害最明显，可造成尿道上皮完全破坏，炎性细胞明显浸润，有渗出和出血，红色橡胶导尿管含有乳胶成分，不适用于对乳胶过敏的患者。这种导尿管较软，插入有一定困难。

乳胶中添加的助剂从内部向表面转移，容易刺激尿道产生白色分泌物沉积，导致患者产生炎性反应。

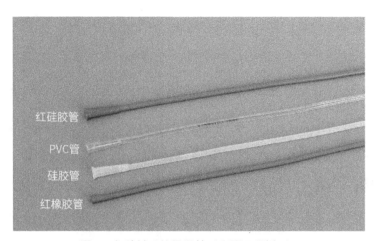

图 5　各种材质的导尿管（彩图见彩插 1）

（3）导尿管的型号

CIC 用导尿管有 6 Fr ～ 18 Fr 七种常见规格，6 Fr ～ 12 Fr 适用于儿童，10 Fr ～ 16 Fr 适用于成人（男性 10 Fr ～ 14 Fr，女性 14 Fr ～ 16 Fr）。由于解剖结构的不同，不同性别的患者可根据需要选择不同长度的导尿管。男性可选择 12 英寸（约 40 cm）长度的。女性和儿童由于尿道较短，一般不需要长度大于 6 英寸（约 20 cm）的尿管。较短的导尿管不容易盘绕、打结，有利于尿液的排出和患者自我操作。当然，不同的应用场景下对导尿管长度会有不同需求，应根据实际情况选择适合的规格。如果不确定尺寸，请始终从较小的尺寸开始，然后根据需要增大直径。有多种长度可供选择，请根据患者需要使用适当的长度。儿童导尿管型号及对应的导管直径见表 1、表 2。

表1 儿童 CIC 年龄和对应的导尿管型号表

年龄	型号
0~2	6 Fr
2~5	6/8 Fr
5~10	8/10 Fr
10~16	10/12 Fr
16+	12/16 Fr

表2 国际导尿管型号和管径参数对照表

导尿管型号（Fr）	导尿管外径（mm）	对应接头颜色
6	2.0	草绿色
8	2.7	淡蓝色
10	3.3	黑色
12	4.0	白色
14	4.7	绿色
16	5.3	橙色
18	6.0	红色

（4）导尿管尖端形状

导尿管尖端可制成不同类型，常见的有直头和弯头两种。

①直头导尿管：对男性、女性和儿童患者均适用，尿液由导尿管的 2 个引流开口流入导管腔（图 6A）。

②弯头导尿管：尖端设计为弧形，配有 1 ~ 3 个引流开口。

导尿管倾斜的尖端提供方向稳定性，尖端比标准型号稍硬一些，以便更容易插入阻塞区域。因此这种导尿管可通过前列腺增生或狭窄或瘢痕形成有关的患者的尿道膜部和前列腺部。对于那些有特殊适应证（如前列腺增大）的男性患者（成人或儿童），优先选择这种弯头导尿管（图6B）。

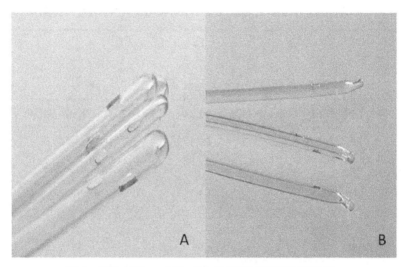

图6 直头（A）、弯头（B）导尿管（彩图见彩插2）

（5）引流孔及管身光滑度

导尿属于侵入性操作，粗糙的导尿管会直接损伤尿道黏膜，因此，选择导尿管时一定要选管身、引流开口处足够平滑的管子。一般来说，采用热熔技术打出的引流孔要比冷冲孔光滑。

（6）导管长度

按照人体解剖学的标准，成年男性尿道长度为 17 ～ 20 cm，女性尿道长度为 3 ～ 5 cm，鉴于此，国际上通用的尿管长度规格有三种：成年男性用 40 cm、成年女性用 15 ～ 20 cm、儿童用 25 cm。实际操作中，不同的导尿场景对导尿管长度的需求也是不同的。比如卧床导尿，尿管太短的话容易导致接尿的不便，更容易弄脏床铺，选择长一些的导尿管会更合适；一些患者坐在马桶上导尿，导尿管太长的话不方便引流尿液入马桶，此时就应该选择短一些的导尿管。

（7）国内生产的一次性导尿管的优势

国内生产的一次性导尿管主要由导管和接头组成，为无球囊单腔型，采用软聚氯乙烯塑料制成，经环氧乙烷灭菌，一次性使用。其优势：①导尿管材质对身体的安全性已经得到长期的临床证实，可放心使用，独立灭菌包装也能较好地保持产品的无菌性。②一次性使用导尿管用后即弃，使用更为便捷，不必担心清洗及消毒的有效性这些问题。③一次性使用导尿管除覆有亲水涂层的管子价格略高，普通的管子都比较经济实惠，质量较好的管子 1 元多 1 支，每次导尿使用 1 支。可重复使用的导尿管因为硅胶成本较高，且实际操作中可能因为一些因素导致管子的使用寿命减少。若以常规每天间歇导尿 4 至 6 次计，一次性使用导尿管跟可重复使用导尿管的经济支出相差不大，两种管子经济性差不多。如果是能自行排出部分尿液的患者，每天间歇导尿次数较少的话，一次性导尿管就比重复使用导尿管更实惠。

8. 导尿管润滑剂

女性尿道较短，生理结构相对简单，部分女性不使用润滑剂也能顺利完成导尿。男性尿道较长，生理结构较为复杂，更易发生并发症，导尿管的润滑显得非常重要，直接影响到尿管插入的难易程度，是进行 CIC 时被普遍关注的问题。2011 年，由中国康复医学会康复护理专业委员会推出的《神经源性膀胱护理指南》明确指出：对于非涂层型或普通导尿管必须使用润滑剂。使用润滑剂可以降低导尿管与尿道黏膜间的摩擦力，提供舒适度，使导尿管顺利插入膀胱。

长期以来，导尿管润滑剂的种类较多，根据经济条件依次选择凝胶、水溶剂或食用油、液状石蜡甚至清水。利多卡因凝胶被认为可以有效地减轻尿道出血等并发症的发生。临床上使用最多的有石蜡油和水溶性润滑剂两种。那么，石蜡油和水溶性润滑剂哪种更适合于 CIC 呢？近年来有不少专业人士对此做了研究，普遍认为水溶性润滑剂优于石蜡油。我们可以从以下几个方面了解一下。

①石蜡油又称矿物油，是从原油分馏所得到的无色无味的混合物。资料显示，提纯不好、杂质较多的矿物油具有一定的致癌性。由于石蜡油是从石油中提取的，是一种无色透明、无味的黏稠液体。如果提纯不好，杂质含量过高就有可能致癌，或造成对人体的其他伤害。因此，使用石蜡油有一定的潜在风险。石蜡油

属于含石油基的润滑剂，对天然乳胶产品有比较大的腐蚀作用，如果用户使用的导尿管为乳胶材质，则切不可使用石蜡油润滑。有研究显示，使用石蜡油润滑手术器械，清洗后器械、弯盘上往往会出现散在的乳白色斑点，形成新的污染源，而换用水溶性润滑剂后则不再出现这种现象。石蜡油不溶于水、易黏附，当将其作为常规导尿操作中使用的润滑剂时，虽然能起到一定的润滑作用，但存在不容易被机体吸收、不易排出、易黏附在尿道上等缺点，CIC 往往需要坚持很长一段时间，甚至终身进行，石蜡油长期残留体内，易形成尿道狭窄、尿路感染等并发症。

②水溶性润滑剂主要成分是纯净水与纤维，以及甘油、丙烯乙二醇、香料、三氯蔗糖等，易被身体吸收且无毒副作用，润滑效果较好，使用时清爽无油腻感，长期使用不会在体内残留，生物相容性较石蜡油更好一些。

因此，患者进行 CIC 时，建议选用水溶性润滑剂来润滑导尿管。石蜡油可能危害身体健康，而且润滑效果也不理想，应尽量避免使用。

9. CIC 常用的一些自适辅助装置

女性 CIC 过程中常见的自适辅助装置有 Betty 钩（协助拉下裤子 / 内衣）、扩腿器（主要用于因腿部痉挛而需要的女性患者）、导管架（协助导管固定）、扩阴唇固定器（协助扩展阴唇并保持固定)、阴道引识器(更容易识别阴道口及尿道口)、镜子(放大镜更佳,用于识别阴道口及尿道口)。

在男性 CIC 过程中常用的辅助装置有 Betty 钩、扩腿器、导管架、阴茎项圈(协助暴露及固定阴茎)(图 7)。

儿童清洁导尿过程中常见的自适辅助装置有平坦的床面或桌面,婴儿需要尿布台等。还需要提供专门针对儿科的特殊教具,包括训练玩偶、涂色本、抽认卡、书籍、游戏、视频等,来缓解儿童导尿过程中的不适感。

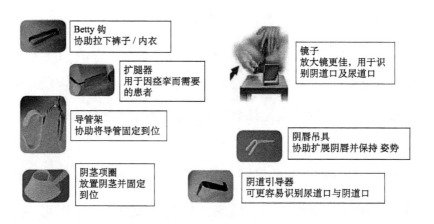

图 7 自适 CIC 辅助装置(彩图见彩插 3)

10. 集尿器

在 CIC 过程中,儿童或者是有特殊需要的患者,经尿道向膀胱内插入导尿管后,将尿液引出到带刻度的量杯或者有刻度的尿壶。若在学校、室外活动场地、商场等可入厕将尿液直接排入马桶中。

　　总之，CIC 使用的导尿管及耗材基本能满足现在患者的需要，但是有些耗材仍有改进的必要，比如导尿管材质管型等仍需要改进。患者选择导尿管和耗材时需要综合考虑自身状况，如新生儿和婴幼儿，尽可能选择小号导尿管，女性患者选择长度较短的尿管。另外患者对导尿管的使用概念需要明确，需在使用前接受专业医护人员培训和指导。对于经济情况较差的患者，尤其是女性患者可购买国内较便宜的导管，也可取得不错的效果，但不推荐重复使用导尿管。选择合适的导尿管及耗材既能提高患者的生活质量，又可降低泌尿系统感染的发生率。

（宋　斌　贾亮花　整理）

参考文献

1. 文建国 . 神经源性膀胱的评估与治疗 . 北京：人民军医出版社，2010：142-145.

2. VAHR S, COBUSSEN-BOEKHORST H, EIKENBOOM J, et al. Evidence-Based Guidelines for Best Practice in Urological Health Care. Catheterisation, Urethral Intermittent in Adults. Dilation, Urethral Intermittent in Adults. Arnhem：European Association of Urology Nurses, 2013：23-34.

3. GOETZ L I, DROSTE L, KLAUSNER A P, et al. Catheters used for

intermittent catheterization. //Newman DK, Rovner ES, Wein AJ, et al. Clinical Application of Urologic Catheters and Products. Cham: Springer International Publishing, 2018: 1-45.

4. LAMIN E, NEWMAN D K. Clean intermittent catheterization revisited. Int Urol Nephrol,2016, 48 (6): 931-939.

5. LI Y, WEN Y, HE X, LI Y, et al. Application of clean intermittent catheterization for neurogenic bladder in infants less than 1 year oldJ]. NeuroRehabilitation, 2018, 42 (4): 377-382.

CIC 临床可以广泛应用

  CIC 能有效解决尿液安全排出的问题，预防膀胱尿液反流和肾脏损害，预防膀胱排空障碍的并发症（残余尿增多和 UTI），减少尿失禁、尿频和尿急症状从而改善生活质量。CIC 常用于排尿困难和残余尿显著增多的患者，是治疗排尿困难、残余尿增多和充盈性尿失禁的有效治疗方法之一。产生充盈性尿失禁的原因多为逼尿肌收缩乏力、逼尿肌无反射，其病因可能是支配排尿反射的神经损害、膀胱出口梗阻或某些药物影响等。如果梗阻、药物等病因去除后，仍有大量残余尿量，或逼尿肌收缩力明显受损不可恢复时，可考虑长期 CIC。CIC 也常作为膀胱扩大术后（或膀胱自体扩大术及肠道膀胱扩大术）、尿道悬吊术后尿潴留的一种治疗手段，能有效防止泌尿系统感染和保护上尿路功能。随着对 CIC 认识深入，膀胱全切加可控膀胱手术得到普及和认同，CIC 也成为可控尿流改道的最佳排空方式。由此可见，临床上只要膀胱存在排空障碍（残余尿增多）和尿管能通过尿道或膀胱输出道置入膀胱，均可实施 CIC。因此，CIC 在临床有广泛的应用价值。但是，CIC 如果使用不当，也有引起 UTI 等并发症的风险。因此，使用 CIC 需要严格掌握适应证。

11. CIC 的适应证

膀胱的生理功能为储存尿液并按照生理需求间断排空。因此，膀胱功能障碍相应分为储尿功能障碍和排尿功能障碍。储尿功能障碍主要包括尿频、尿急、尿失禁；排尿功能障碍主要包括排尿踌躇、排尿费力、尿不尽（排空障碍）等。CIC 主要适用于各种原因引起的膀胱排空功能障碍的患者，其中最常见的为神经源性膀胱，其他有非神经源性神经性膀胱、肠膀胱扩大术后、肠代膀胱术后、长期下尿路梗阻所致逼尿肌收缩力减弱而残余尿量过多的患者也同样适用 CIC。但是行 CIC 的前提条件是患者存在正常的控尿机制，CIC 间期无尿失禁发生，且有足够的膀胱容量 [儿童＞其预测最大膀胱容量即（年龄 +1）×30 mL，成人＞300 mL）]，膀胱顺应性正常（＞ 20 mL/cmH$_2$O）或通过 CIC 能使膀胱充盈末期压力＜ 30 cmH$_2$O。

（1）神经源性膀胱

因支配膀胱的神经病变而引起的膀胱功能障碍称之为神经源性膀胱。引起 NB 的神经病变可分为：上运动神经元病变（如中枢神经系统病变，包括脑卒中、帕金森病、多系统硬化症），脊髓病变（包括脊髓硬化症、颈椎和胸椎椎间盘疾病、脊髓外伤等），下运动神经元病变（如盆神经损伤、周围神经病变、糖尿病等）。成人多见于脊髓损伤，儿童多见于先天性椎管发育畸形（脊柱裂、脊髓脊膜膨出等）。

对于儿童 NB，欧洲《关于儿童和青少年 NB 患儿诊疗指南》推荐脊柱裂患儿如果膀胱不能排空，从出生即可开始行 CIC，其可以减少肾脏并发症及增加以后膀胱功能恢复概率。CIC 开始得越早，被接受程度也越高。对于括约肌活动低下或者没有出口梗阻的患儿，经彩超和尿动力学检查确认几乎没有残余尿量，则不用 CIC，但是需要进行严密的随访。

为了启动排尿或保证完全排空膀胱，需要制定相应的膀胱管理程序，其干预措施包括药物治疗、定时排尿、留置尿管、手法挤压（Crede 动作）、尿流改道、CIC 等。其中 CIC 是 NB 患者最有效、最常用的帮助膀胱排空的治疗方法之一，通过定期排空膀胱，可避免膀胱过度充盈、降低膀胱内压力，改善膀胱壁的血液循环，使膀胱黏膜对细菌感染更具抵抗力。

CIC 较持续留置尿管的优势有：改善自我护理和适应性；降低留置尿管相关并发症的发生率；减少医疗耗材的需求（如引流袋）；减少性生活障碍；减少导尿相关性下尿路症状（尿频、尿急、尿失禁）；有利于患者回归社会。因此，对于有膀胱功能障碍的患者，特别是残余尿增多的 NB 患者，CIC 是首选的治疗方法。

表 3　常见 NB 患者下尿路功能障碍的类型

诊断	定义
低活动性膀胱（detrusor hypoactivity/areflexia bladder），也指无活动性、低收缩性膀胱	由于控制膀胱的神经受损导致膀胱不能收缩和不能排空。膀胱充满尿液并持续充盈，当膀胱不能容纳更多的尿液时，尿液就会经尿道流出，出现充盈性尿失禁
神经源性逼尿肌过度活动（neurogenic detrusoroveractivity，NDO，曾称为逼尿肌反射亢进）	膀胱逼尿肌的过度活动导致不能控制的、非自主性膀胱收缩，常见于骶髓以上水平的神经损伤
逼尿肌无反射	由于神经损害导致逼尿肌不能收缩，常见于脊髓休克或脑干以上的病变。该类患者可发生尿潴留
逼尿肌 - 括约肌协同失调（detrusor-sphincterdyssynergia，DSD）	膀胱出口功能障碍，导致膀胱逼尿肌和尿道括约肌失去协调性，当膀胱收缩的同时，括约肌也收缩，并夹紧尿道，影响尿流。膀胱不能抵抗闭合的括约肌并有效排空，发生尿潴留。该类患者的膀胱压力很高，导致尿液反流至输尿管，最终导致肾功能损害
逼尿肌高反射（detrusor hyperactivity/hyperreflexia bladder）伴膀胱收缩功能受损	该类患者以频发的无效的非自主性逼尿肌收缩为特征，不能完全排空膀胱或者只有用力（腹压、Crede 动作等）才能排空膀胱

从表 3 可以看出，并不是所有 NB 患者均适于 CIC，因为 NB 患者的膀胱功能障碍表现不一，且随着病情的发展，膀胱功能障碍的类型也有可能会改变。因此，需要定期行尿流动力学评估者的膀胱功能，记录导尿日记，制定合适的导尿方案。根据 NB 患者尿动力学表现，给予全面考虑。

NB 患者的下尿路症状可表现为尿失禁（urinary incontinence, UI）或者由出口梗阻、逼尿肌收缩功能受损或膀胱顺应性较差引起的膀胱不能完全排空和尿潴留。

对于低活动性膀胱的患者，其尿动力学表现为：充盈期逼尿肌压力可无明显变化、也可表现为膀胱顺应性降低；排尿期表现为逼尿肌收缩力降低或无明显收缩。此类患者可分为两种情况：如果尿道括约肌功能正常或亢进，排尿期尿道闭合，膀胱不能产生有效压力对抗尿道的阻力，因此不能有效排空，将产生大量残余尿，有可能出现充盈性尿失禁，此类情况是 CIC 的最佳适应证；另一种情况为患者尿道括约肌功能受损或合并压力性尿失禁，此类患者可用腹压或 Crede 动作排尿，只要排尿期膀胱内压在正常范围，且能将膀胱有效排空，就不需要辅助 CIC 治疗。

对于逼尿肌过度活动的患者，其尿动力学表现为：充盈期可见逼尿肌非自主性收缩波，甚至终末型过度活动，导致急迫性尿失禁，也可表现为膀胱顺应性降低；排尿期可有逼尿肌收缩力降低，膀胱残余尿量增加。对于此类患者，应首选口服药物（M 受体阻滞剂、β_3 受体激动剂等）控制膀胱过度活动（over active bladder，OAB）症状，以防止膀胱压力过高，导致膀胱输尿管反流，损伤上尿路功能。如果药物控制 OAB 症状后，患者合并存在逼尿肌收缩力降低，残余尿增多伴有输尿管反流或排尿异常，如尿失禁、遗尿、反复 UTI 等或残余尿量增多（成人 > 200 mL，儿童＞50%预测最大膀胱容量）有发生各种排尿异常或UTI倾向时，需要同时行部分CIC（早晚各导尿一次，即早上起床排尿后和晚上睡前排尿后各导尿一次，详见后文）和鼓励多自主排尿。

对于逼尿肌无反射的患者，其症状和尿动力学结果与低活动性膀胱患者类似，如果不能有效排空膀胱，也需要行CIC治疗。

对于DSD患者，其尿动力学异常主要表现为排尿期逼尿肌压力异常升高，但是无有效尿流形成，如果行膀胱尿道同步测压，可以发现逼尿肌压力和尿道压力同时升高。因此，患者不能有效排空膀胱，发生尿潴留。对于该类患者，也应首选药物（α受体阻滞剂）松弛尿道括约肌，如果服用药物后仍不能有效排空膀胱，可以辅助CIC治疗。

（2）非神经源性神经性膀胱

非神经源性神经性膀胱（non-neurogenic neurogenic bladder，NNB）是无明确神经损害因素，由不良排尿习惯、心理或精神等因素引起的排尿功能障碍，多伴有OAB、尿潴留、排尿困难等临床表现，也叫做Hinman综合征。该类患者的特点是用现代的检查方法不能发现神经性缺陷或病变，但是临床症状和膀胱形态改变符合神经源性膀胱的变化，尿动力学检查结果也提示存在膀胱尿道功能障碍。对于该类患者，需要早发现、早治疗。一旦NNB患者膀胱形态发生明显变化，即使去除病变因素，膀胱的功能也很难完全恢复正常。对于NNB患者的治疗，解除病因和改变不良排尿习惯，以及心理干预等是重要的治疗手段。在进行病因治疗的同时，可以根据患者尿动力学结果及残余尿量等情况判断，如果存在低活动性膀胱，膀胱不能有效排空，给予 CIC 辅助治疗；仍有自主排尿能力，残余尿增多者考虑部分 CIC。

另一种情况见于由长期的前列腺增生所致下尿路梗阻引起的膀胱功能障碍，由于长期的梗阻，膀胱逼尿肌收缩功能受损，膀胱形态发生改变，功能上表现为膀胱排空障碍，因此，其临床表现也类似于 NB。对于此类患者，手术效果可能不理想，或者存在年老、合并疾病较多等因素不适合手术，也可行膀胱造瘘或 CIC 治疗。

（3）膀胱尿道术后 CIC

CIC 常作为各种膀胱尿道手术后的辅助治疗方法，目的是防止泌尿系统感染和保护上尿路功能，为排尿功能的恢复或为患者进行排尿训练赢得时间。膀胱扩大术后（膀胱自体扩大术或肠道膀胱扩大术）相当一部分患者不能完全排空，留有大量残余尿，CIC 是最佳的解决途径。尿道悬吊术后尿潴留常需要 CIC 介入治疗。相当一部分原位膀胱患者长期随访发现残余尿增多，如果超过 200 mL 时需要 CIC 辅助治疗，以协助膀胱排空，防止泌尿系统感染，保护上尿路功能。

①膀胱扩大术后：对于严重的 OAB、放射性膀胱炎、NB 合并低顺应性膀胱，致功能性膀胱容量严重降低，甚至合并膀胱输

尿管反流的患者，可行膀胱扩大术（自体膀胱扩大、输尿管膀胱扩大、肠膀胱扩大、生物补片膀胱扩大）。膀胱扩大术的目的是在降低膀胱内压力的情况下，提高膀胱容量，保护上尿路功能。但术后因原发因素（NB）或扩大材料不具有收缩功能，如果腹压或 Crede 动作排尿不能有效排空膀胱，则需要行 CIC 治疗。

②肠代膀胱术后：对于因膀胱肿瘤或其他原因行膀胱根治性切除＋肠代新/原位膀胱的患者，新膀胱不具有收缩功能，患者需腹压或 Crede 动作排尿，如果膀胱不能有效排空，残余尿量较多，则需行 CIC 治疗。

③尿道悬吊术后：对于压力性尿失禁行尿道悬吊术（女性）或人工括约肌（男性）的患者，如果术后出现排尿困难，残余尿量增加，经扩张尿道等处理后，仍有大量残余尿的患者，可考虑行 CIC 治疗。

④下尿路梗阻术后：对于因良性前列腺增生、膀胱颈口挛缩、尿道狭窄而行手术的患者，如果尿路梗阻已经解除，而本身合并有逼尿肌收缩功能受损致膀胱不能有效排空、存在大量残余尿的患者，可考虑行 CIC 治疗。

⑤尿道手术后预防尿道狭窄：尿道成形手术后常合并尿道狭窄。需要经常尿道扩张的患者，可以进行 CIC 预防尿道狭窄的发生。预防尿道手术以后尿道狭窄的方法很多，CIC 是最常用的方法之一。尿道手术后使用和不使用 CIC 尿道狭窄的发生率分别是

9% 和 31%。

（4）作为辅助治疗的 CIC

如 M 受体阻滞剂或肉毒素使用不当，导致的暂时性尿潴留，保守或药物治疗无效，患者难以耐受留置尿管，可考虑行 CIC 辅助治疗。对于逼尿肌高反射伴膀胱收缩功能受损的患者，其尿动力学表现为：充盈期可见逼尿肌非自主性收缩波，甚至终末型过度活动，导致急迫性尿失禁，也可表现有膀胱顺应性降低；但排尿期逼尿肌收缩功能受损，不能有效排空膀胱，导致残余尿量增加。此类患者也应首选药物（M 受体阻滞剂、β3 受体激动剂等）治疗，控制 OAB 症状后，如残余尿量显著增多，可考虑行部分 CIC（详见后文）。

如果存在下面的情况，但是导尿管可以插入或可以完成 CIC 时也可考虑进行 CIC：①膀胱出口梗阻；②前列腺增生症；③尿道狭窄；④梨状腹综合征；⑤膀胱外翻；⑥外伤；⑦其他引起膀胱出口梗阻的疾病。

12. CIC 的禁忌证

CIC 的绝对禁忌证很少，主要有膀胱内持续高压，此种情况需要进行持续膀胱引流，以避免造成肾脏损害。因手的灵活性差没有专业护理人员帮助的情况下，不容易完成 CIC 是相对禁忌证。其他禁忌证主要见于以下情形。

①神经或精神心理因素：患者存在精神心理障碍或者严重的自主神经反射致患者不能自行 CIC 或配合 CIC。已出现痴呆者，患者不能自己进行导尿，进行 CIC 也失去了节约医疗费用、助患者回归社会等意义。

②肢体运动障碍因素：患者存在瘫痪、双上肢活动障碍、运动性震颤等不适合行自我 CIC。

③感染因素：并发脓尿等严重的尿道炎、膀胱炎，尿道脓肿等。

④局部因素：出现下列情况导尿管无法插入或插入导尿管会加重病情或影响疾病治疗时。a. 患者存在膀胱颈口挛缩，尿道狭窄、畸形等，致导尿管无法插入膀胱或不能安全通过；b. 尿道内有假道存在；c. 盆底肌或尿道括约肌严重痉挛及尿道括约肌功能障碍，可能会导致导尿管插入或拔出困难；d. 存在尿道损伤、出血；e. 膀胱挛缩或其他原因所致有效膀胱容量明显减小，不适于行 CIC，需要先行膀胱扩大手术后再进行 CIC；f. 严重前列腺增生症尿管无法插入者；g. 经过治疗仍存在严重自主神经异常反射；h. 阴茎异常勃起者。

总之，只要把握好适应证，CIC 是一种效果较好、创伤较小、简便易行、经济实惠的治疗膀胱排尿功能障碍的方法。主要应用于各种原因引起的残余尿量较多，但可能会导致一些并发症的发生。因此，为了达到最佳效果，确定实施 CIC 前，应对患者进行详细的影像学、尿动力学评估，以避免不必要的并发症。

（任川川　王　焱　整理）

参考文献

1. LAPIDES J, DIOKNO A C, SILBER S J, et al. Clean, intermittentself-catheterization in the treatment ofurinary tract disease. J Urol, 2017, 197 (2S), S122-S124.

2. STEIN R, BOGAERT G, DOGAN H S, et al. EAU/ESPU guidelines on the management of neurogenicbladder in children and adolescent part I diagnostics andconservative treatment. Neurourol Urodyn, 2020, 39 (1)：45-57.

3. 文建国.神经性膀胱和非神经源性神经性膀胱的诊断和治疗.现代泌尿外科杂志, 2011, 16 (6)：557-559.

4. 张国贤，何翔飞，张艳，等.神经源性膀胱患儿清洁间歇导尿致复发性尿路感染的危险因素.中华实用儿科临床杂志.2018；33 (11)：812-815.

5. LI Y, WEN Y, HE X, et al. Application of clean intermittent catheterization for neurogenic bladder in infants less than 1 year old. NeuroRehabilitation. 2018；42 (4)：377-382.

CIC 没有想象的恐怖和复杂

对 CIC 不了解者常认为这是件恐怖、操作困难和痛苦的事情。事实上，CIC 操作很简单，习惯以后也不会感觉恐怖和痛苦。现在世界上每天都有成千上万的成人和儿童患者在做 CIC。大多数患者或家属通过几分钟的简单培训后即可掌握导尿方法。CIC 不要求必须严格无菌环境操作。清洁指的是所用的导尿物品清洁干净，会阴部及尿道口用清水清洗干净，插管前使用肥皂或洗手液洗净双手即可。不需在医院里由医务人员进行，不需将导尿管留置于膀胱内，导尿物品可以由患者随身携带，仅在需要时随时将导尿管经尿道插入膀胱，减少了对尿液引流辅助设备及用具的依赖。

CIC 的目的是模拟生理状态使膀胱规律性充盈与排空，防止膀胱过度充盈，有利于保持膀胱容量和恢复膀胱的收缩功能；规律排出残余尿量，减少泌尿系统及生殖系统感染，减少泌尿道结石风险；使膀胱间歇性扩张，保护膀胱和肾脏功能，改善性功能，提高生育能力，提高患者的生活独立性和生活质量。

13. 无菌导尿术

为了深入理解 CIC，了解无菌导尿术（sterile catheterization，SC）很有必要。SC 是指在严格无菌操作下，用导尿管经尿道插入膀胱引流尿液的办法。导尿术容易引起医源性感染，如在导尿过程中因操作不当造成膀胱、尿道黏膜的损伤，使用的导尿物品被污染，操作过程中违反无菌原则等原因均可导致泌尿系统的感染。因此为患者导尿时必须严格遵守无菌技术操作原则及操作规程。无菌导尿术需由专业医护人员在医疗机构内进行，导尿时使用无菌操作技术，包括戴口罩、帽子，戴无菌手套，使用消毒溶液消毒，使用无菌导尿包、无菌导尿管等。

（1）导尿目的

①为尿潴留患者引流出尿液，以减轻痛苦。②协助临床诊断，如留取未受污染的尿标本做细菌培养；测量膀胱容量、压力及残余尿量；进行尿道或膀胱造影等。③为膀胱肿瘤患者进行膀胱化疗。

（2）操作前准备

评估患者并解释：①评估：患者的年龄、病情、临床诊断、导尿的目的、意识状态、生命体征、合作程度、心理状况、生活自理能力、膀胱充盈度、会阴部皮肤黏膜情况及清洁度。②解释：向患者及家属解释有关导尿术的目的、方法、注意事项和配合要点。根据患者的自理能力，嘱其清洁外阴。

患者准备：①患者和家属了解导尿的目的、意义、过程、注意事项及配合操作的要点。②清洁外阴，做好导尿的准备。若患者无自理能力，应协助其进行外阴清洁。

护士准备：衣帽整洁，修剪指甲，洗手，戴口罩。

用物准备：①治疗车上层：一次性导尿包（灭菌导尿用物包，包括初步消毒、再次消毒和导尿用物。初步消毒用物有小方盘、内盛数个消毒液棉球的袋子、镊子、纱布、一次性手套。再次消毒及导尿用物有弯盘、内盛 4 个消毒液棉球的袋子、镊子 2 把、自带无菌液体的 10 mL 注射器、润滑油棉球袋、标本瓶、纱布、集尿袋、方盘、孔巾、无菌手套、外包治疗巾）。型号合适的无菌导尿管、手消毒液、弯盘、一次性垫巾或小橡胶单和治疗巾 1 套、浴巾。②治疗车下层：便盆及便盆巾、生活垃圾桶、医疗垃圾桶。③其他：根据环境情况酌情准备屏风。

环境准备：酌情关闭门窗、围帘或屏风遮挡患者。保持合适的室温。光线充足或有足够的照明。

（3）操作步骤

1）核对、解释：携用物放至床旁，核对患者床号、姓名，再次向患者解释操作目的及有关事项。（要点及说明：确认患者；

取得患者的配合。）

2）准备：移床旁椅至操作同侧的床尾，将便盆放床尾床旁椅上，打开便盆巾。（要点及说明：方便操作，节省时间、体力。）松开床尾盖被，帮助患者脱去对侧裤腿，盖在近侧腿部，并盖上浴巾，对侧腿用盖被遮盖。（要点及说明：防止受凉。）

3）准备体位：协助患者取屈膝仰卧位，两腿略外展，暴露外阴。（要点及说明：方便护士操作。）

4）垫巾：将小橡胶单和治疗巾垫于患者臀下，弯盘置于近外阴处，消毒双手，打开导尿包，取出初步消毒用物，操作者一只手戴上手套，将消毒液棉球倒入小方盘内。（要点及说明：保护床单不被污染；保证操作的无菌性，预防感染的发生。）

5）根据男、女性患者尿道的解剖特点进行消毒、导尿。

女性患者

①初步消毒：操作者一手持镊子夹取消毒棉球初步消毒阴阜、大阴唇，另一戴手套的手分开大阴唇，消毒小阴唇和尿道口；污棉球置弯盘内；消毒完毕脱下手套置弯盘内，将弯盘及小方盘移至床尾处。（要点及说明：每个棉球限用一次；镊子不可接触肛门区域；消毒顺序是由外向内、自上而下。）

②打开导尿包：用洗手消毒液消毒双手后，将导尿包放在患者两腿之间，按无菌技术操作原则打开治疗巾。（要点及说明：嘱患者勿动肢体，保持安置的体位，避免无菌区域污染。）

③戴无菌手套，铺孔巾：取出无菌手套，按无菌技术操作原则戴好无菌手套，取出孔巾，铺在患者的外阴处并暴露会阴部。（要点及说明：孔巾和治疗巾内形成一连续无菌区，扩大无菌区域，利于无菌操作，避免污染。）

④整理用物，润滑尿管：按操作顺序整理好用物，取出导尿管，用润滑液棉球润滑导尿管前段，根据需要将导尿管和集尿袋的引流管连接，取消毒液棉球放于弯盘内。（要点及说明：方便操作；润滑尿管可减轻尿管对黏膜的刺激和插管时的阻力。）

⑤再次消毒：弯盘置于外阴处，一手分开并固定小阴唇，一手持镊子夹取消毒液棉球，分别消毒尿道口、两侧小阴唇、尿道口。污棉球、弯盘、镊子放床尾弯盘内。（要点及说明：再次消毒顺序是内 - 外 - 内，自上而下，每个棉球限用一次，避免已消毒的部位再污染；消毒尿道口时稍停片刻，充分发挥消毒液的消毒效果。）

⑥导尿：将方盘置于孔巾口旁，嘱患者张口呼吸，用另一侧镊子夹持导尿管对准尿道口轻轻插入尿道 4～6 cm，见尿液流出再插入 1 cm 左右，松开固定小阴唇的手下移固定导尿管，将尿液引入集尿袋或方盘内。（要点及说明：张口呼吸可使患者肌肉和尿道括约肌松弛，有助于插管；插管时动作要轻柔，避免损伤尿道黏膜。）

男性患者

①初步消毒：操作者一手持镊子夹取消毒棉球进行初步消毒，依次为阴阜、阴茎、阴囊。另一戴手套的手取无菌纱布裹住阴茎将包皮向后推暴露尿道口，自尿道口向外向后旋转擦拭尿道口、龟头及冠状沟。污棉球、纱布置弯盘内；消毒完毕将小方盘、弯盘移至床尾，脱下手套。（要点及说明：每个棉球限用一次；自阴茎根部向尿道口消毒；包皮和冠状沟易藏污垢，应注意仔细擦拭，预防感染。）

②打开导尿包：用洗手消毒液消毒双手后，将导尿包放在患者两腿之间，按无菌技术操作原则打开治疗巾。（要点及说明：嘱患者勿动肢体，保持安置的体位，避免无菌区域污染。）

③戴无菌手套，铺孔巾：取出无菌手套，按无菌技术操作原则戴好无菌手套，取出孔巾，铺在患者的外阴处并暴露阴茎。（要点及说明：孔巾和治疗巾内形成一连续无菌区，扩大无菌区域，利于无菌操作，避免污染。）

④摆放用物，润滑尿管：按操作顺序整理好用物，取出导尿管，用润滑液棉球润滑导尿管前段，根据需要将导尿管和集尿袋的引流管连接，放于方盘内，取消毒液棉球放于弯盘内。（要点及说明：方便操作；避免尿液污染环境。）

⑤再次消毒：弯盘移至外阴处，一手用纱布包住阴茎将包皮向后推，暴露尿道口。另一手持镊子夹消毒棉球再次消毒尿道

口、龟头及冠状沟。污棉球、镊子放床尾弯盘内。（要点及说明：此次消毒顺序由内向外，每个棉球限用一次，避免已消毒的部位再污染。）

⑥导尿：一手继续用无菌纱布固定阴茎并提起，使之与腹壁成60°，将方盘置于孔巾口旁，嘱患者张口呼吸，用另一镊子夹持导尿管对准尿道口轻轻插入尿道20～22 cm，见尿液流出再插入1～2 cm，将尿液引入集尿袋内或方盘中。（要点及说明：成年男性尿道长17～20 cm，有2个弯曲：耻骨前弯和耻骨下弯；有3个狭窄部：尿道外口、膜部、内口。使耻骨前弯消失，利于插管；插管时动作要轻柔，到达尿道狭窄部时，切忌用力过猛过快而损伤尿道黏膜。）

6）夹管、倒尿：当尿液盛满方盘2/3时，夹闭导尿管尾端，将尿液倒入便盆内，再打开导尿管继续放尿，或将尿液引流入集尿袋内至合适量。必要时留取尿标本。（要点及说明：注意观察患者的反应并咨询其感觉。）

7）操作后处理：①导尿完毕后，轻轻拔出导尿管，撤下孔巾，擦干净外阴，收拾导尿用物弃于医用垃圾桶内，撤出患者臀下的小橡胶单和治疗巾放治疗车下层。脱去手套，用手消毒液消毒双手，协助患者穿好裤子。（要点及说明：使患者舒适，保护患者隐私。）②清理用物，测量尿量，尿标本贴标签后送检。③消毒双手，记录。（要点及说明：记录导尿的时间、导出尿量、患者的情况及反应。)

（4）无菌导尿术注意事项

1）严格执行查对制度和无菌操作技术原则。

2）在操作过程中注意保护患者的隐私，并采取适当的保暖措施防止患者受凉。

3）对膀胱高度膨胀且极度虚弱的患者，第一次放尿不得超过 1000 mL。大量放尿可使腹腔内压急剧下降，血液大量滞留在腹腔内，导致血压下降而虚脱；另外膀胱内压力突然降低，还可导致膀胱黏膜急剧充血，发生血尿。

4）老年女性尿道口回缩，插管时应仔细观察、辨认，避免误入阴道。

5）为女性患者插管时，如导尿管误入阴道，应更换无菌导尿管，然后重新插管。

6）为避免损失和导致泌尿系统的感染，必须掌握男性和女性尿道的解剖特点。

14. CIC 须知

CIC 要求患者具有足够的膀胱容量，且尿道控尿能力正常。另外，要求患者、家属（看护人员）具有较强的学习、动手能力，对疾病有较深的认识，能积极主动配合治疗，依从性较好。

CIC 有一定的局限性和风险。首先，该技术操作在国内外本科护理教材中为非常规操作，没有具体教程，缺乏循证医学证据，在实际临床推广工作中，不被大多数的医护人员所接受，更不被众多的患者及家属认知和理解，易引起医疗纠纷。其次，CIC 常伴随患者终生，部分患者必须完全依赖照顾者的协助才能完成，且对导尿的具体时间有一定限制，增加了个人、家庭的经济和照护负担，要求患者和照顾者必须有良好的依从性。再者，导尿操作需要一定的专业知识和操作技能，实施 CIC 必须通过医护人员的专业培训和自身的不断学习，才能掌握正确的操作方法。最后，导尿是一种侵入性、有创性操作，可能引起疼痛，造成尿道损伤、出血，以及形成假道、尿道狭窄、发热、感染等并发症，还需配备设施齐全、无障碍卫生间或适当区域等。但与长期留置导尿管和膀胱造瘘相比 CIC 更为安全可靠和方便。

15. CIC 实施步骤

（1）患者评估和培训

1）评估：患者年龄、病情、临床诊断、导尿目的、意识状态、生命体征、生活自理能力、双手的活动功能、视力、合作程度、心理状况、依从性、膀胱尿道功能及会阴部皮肤黏膜情况等，以判断患者是否适合行 CIC，并决定导尿的执行主体是患者还是照顾者。

2）解释：根据 CIC 执行主体的不同，向患者及照顾者说明

CIC 的目的和意义，利用模型讲解泌尿系统的解剖结构及功能、导尿操作方法和流程、注意事项、配合要点、并发症及处理原则、复查随访等。

3）培训学习方式：①医护人员对患者及家属一对一现场实景操作演示并口头讲解；②患者或家属亲自操作，医护人员现场指导；③组织观看专业网站导尿视频；④ CIC 相关公众号，加入病友会、微信讨论群；⑤发放宣传资料、设专科护理门诊咨询等为患者创建学习交流平台。

（2）CIC 操作方法

1）准备及操作

①环境准备：选择清洁卫生、宽敞明亮、安全无障碍、安静、私密、温暖的环境。家庭卫生间应配置专用物品储存柜，挂钩等。

②用物准备：合适型号的无菌或清洁导尿管，带刻度的透明集尿容器或储尿袋，水溶性润滑剂，纱布或纸巾，一次性湿纸巾，手镜（女性用，带放大效果的更佳），可移动光源，一次性垫巾，肥皂或抗菌洗手液、免洗快速手消毒液，必要时备无菌手套，复方利多卡因乳膏（用于对疼痛较敏感的患者），污物桶等。摆放位置以操作顺序和患者取用方便为原则。

③洗手：手是 CIC 引起泌尿系统感染的主要传播媒介，严格洗手是防止交叉感染的重要手段。操作者应勤修剪指甲，导尿

前后使用肥皂或洗手液搓洗双手，清水冲洗干净后，用清洁纱布或纸巾擦干。没有洗手条件时可用免洗快速手消毒液或湿纸巾擦拭双手，建议采用七步洗手法（图8）。

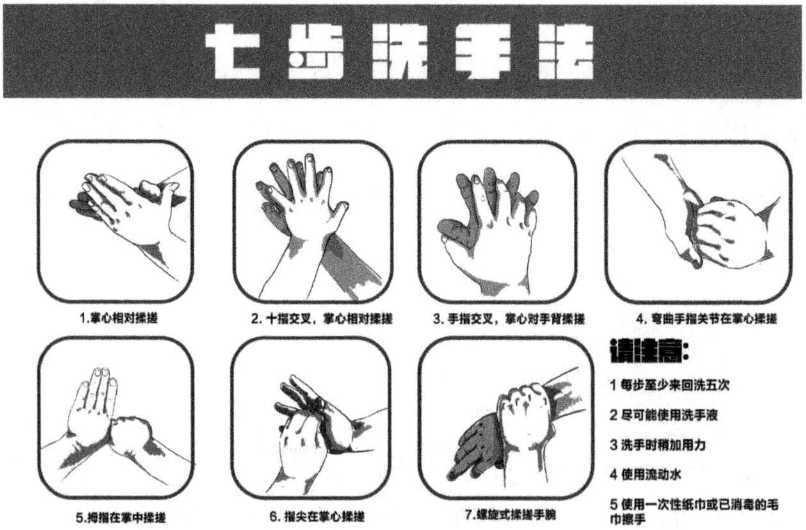

七步洗手法

1.掌心相对揉搓　　2.十指交叉，掌心相对揉搓　　3.手指交叉，掌心对手背揉搓　　4.弯曲手指关节在掌心揉搓

5.拇指在掌中揉搓　　6.指尖在掌心揉搓　　7.螺旋式揉搓手腕

请注意：
1 每步至少来回洗五次
2 尽可能使用洗手液
3 洗手时稍加用力
4 使用流动水
5 使用一次性纸巾或已消毒的毛巾擦手

图8 七步洗手法

④褪去衣物：采取导尿最为舒适方便的体位，衣裤要宽松、易穿脱，行动不便、截瘫患者裤子最好裆部有开口。

⑤清洗会阴部及尿道口：女性尿道短，会阴部各个孔道距离接近，易发生交叉感染，因此，对于女性、月经期、泌尿生殖系统感染、大小便失禁、会阴部分泌物过多、失禁性皮炎、会阴部外伤、术后、放射性损伤的患者，CIC前应多次使用温水擦洗或冲洗会阴部。擦洗时从污染最小的部位开始，每擦洗一处需更换湿巾，湿巾不能重复使用。擦洗顺序依次为阴唇、尿道口、阴道

口、肛门，使会阴部及尿道口周围皮肤及黏膜清洁干燥，以免细菌向尿道口传播。男性患者清洗顺序依次为阴阜、阴茎、阴囊。清洗阴茎时应将包皮向后彻底翻开，暴露尿道口，自尿道口向外向后旋转擦拭尿道口、龟头及冠状沟。清洗过程中动作应轻柔，减少暴露，注意保暖，并保护患者隐私。

⑥导尿管的润滑和使用：根据居家、单位、学校厕所环境不同，将导管包装袋悬挂在卫生间门或墙壁的挂钩上，方便患者存取。如使用的是需要水化的亲水涂层导尿管，打开包装灌入温开水或无菌生理盐水（按使用说明书执行），等待至推荐时长。如使用的是预润滑型亲水导尿管，将包装袋直接悬挂于患者身旁待用。如使用非涂层导尿管，可选择性使用水溶性润滑剂，涂抹于导尿管表面或尿道口。

⑦放置尿管：根据男女尿道解剖结构的不同，经尿道将导尿管轻轻插入膀胱，尿液流出时证明尿管已进入膀胱。

⑧引流尿液：将尿液完全排入马桶或集尿容器中。

⑨拔出导尿管：缓慢拔出导尿管。尿管完全拔出前将尿管末端反折，防止尿液滴出污染。

⑩将集尿器放于平整的台面上，观察尿液的性状，检查是否有血尿、脓尿，是否有白色絮状混浊，是否有恶臭气味等，并记录在排尿日记中。

2）导尿频率

CIC 导尿的次数由尿量多少来决定。成人应控制每次排空膀胱的情况下导尿量不超过 400 mL 为宜。每个患者导尿次数个体差异较大，与患者饮水多少有关。通常情况下，患者需要每天导尿 4～6 次。婴幼儿和儿童每次导尿量可以用正常膀胱最大尿量的计算公式来估算 [年龄（岁）×30 mL+30 mL]。

（3）CIC 一般注意事项及特殊情况的处理

1）一般注意事项

①常规根据残余尿量进行定时导尿，切忌待患者尿急、尿失禁发生时才进行 CIC。

②如在导尿过程中遇到障碍，应先暂停 5～10 秒，进行深呼吸，并把导尿管拔出 3 cm，然后再缓慢插入。

③在拔出导尿管时若遇到阻力，可能是尿道痉挛所致，应等待 5～10 分钟再拔管。

④阴道填塞会影响导尿管的插入，因此，女性在导尿前应将阴道填塞物除去。女性导尿时若不慎将尿管插入阴道，应更换新的导尿管操作。

⑤插尿管时宜动作轻柔，特别是男性患者，注意当尿管通过尿道外口的狭窄部，耻骨联合前下方、下方的弯曲部和尿道内口时，嘱患者缓慢深呼吸，慢慢插入尿管，切忌用力过快过猛致尿道黏膜损伤。

⑥为降低感染的风险，可提倡无接触式导尿法，与传统间歇导尿操作不同的是再次洗手后直接用手拿起导尿管包装袋，倾倒袋中灭菌水后，撕开尿管末端包装袋，露出导尿管 10 cm，手持包装袋将导尿管从尿道口插入，女性患者插入导尿管 4～6 cm可见尿液流出；男性患者分 3 次撕开外包装袋，每次约 10 cm。插尿管全过程手只接触尿管包装袋，不直接接触尿管。还可利用导尿管自身的防护套，达到不接触导尿管的目的。

⑦导尿成功后，保持尿管位置，直到尿液完全排出。不应立即拔除尿管，应排空膀胱，没有残余尿存在。

⑧常规根据残余尿量及饮水量选择合适的导尿次数及时机。导尿时间受个体差异的影响，一般为每日 4～6 次，对于存在完全尿潴留不能进行自主排尿的患者，应该每日导尿 5～6 次，2 次导尿之间的自动排尿能够＞100 mL、膀胱残余尿量＜300 mL的患者，可以间隔 6 h 进行一次导尿；2 次导尿之间的自动排尿量能够＞200 mL、膀胱残余尿量＜200 mL 的患者，可以每隔 8 h进行一次导尿；对于膀胱残余尿量＜80 mL 或膀胱容量＜20 mL 的患者，可以暂停导尿。

⑨推荐使用便携式膀胱容量测定仪测定膀胱容量，达到按需精准导尿。尤其对于合并逼尿肌过度活动、充盈性尿失禁、低压膀胱输尿管反流的患者，通过无创超声技术，可精确测量膀胱充盈状态及膀胱容量，使患者在尿量达到安全膀胱容量前进行 CIC。

⑩建议 CIC 期间遵医嘱定时随访影像尿动力学检查。使患者在尿失禁发生之前、达到相对安全膀胱容量之前及引起膀胱输尿管反流之前排空膀胱，以减少无效导尿次数、避免尿路感染的发生，达到低压储尿目的，防止膀胱高压、输尿管反流对肾脏的损伤，同时也减轻患者痛苦和照顾者导尿负担。

进行 CIC 期间饮水量应限制在 1500 ~ 2000 mL 之间，并平均分配于早上 6 时到晚上 8 时之间进行，每次不超过 400 mL，入睡前 3h 尽量避免饮水。尽量避免饮用茶、咖啡、酒精等利尿性饮料，同时尽量避免摄入刺激性、酸辣食物等。进食或进饮后，请即时准确记录分量，每天的进出量需保持平衡，如未能达到目标，需根据情况做出适当的调节。

排尿日记（voiding diary）广泛应用于各种排尿功能障碍的研究，是评估下尿路功能状况最简单且无创的方法，是神经源性膀胱治疗策略选择的基础，有条件的家庭均应积极记录。从排尿日记可以反映许多重要的信息，如每次排尿量、排尿时间间隔，每日排尿总次数及总尿量、膀胱感觉、尿失禁次数等（表4）。将这些数据输入到计算机中，用软件进行分析，可计算出每次平均尿量、频率、平均每分钟尿量、两次排尿时间间隔、每一特定时期的尿量，并可以输出一份 24 h 的时间尿量图、全天排出的总量与白天黑夜的尿量比等参数。排尿日记推荐记录 7 天。

表 4 24 小时排尿日记记录表

时间	日期 年 月 日					日期 年 月 日				
	进水量	漏尿	自排	导尿	其他	进水量	漏尿	自排	导尿	其他
07：00										
08：00										
09：00										
10：00										
11：00										
12：00										
13：00										
14：00										
15：00										
16：00										
17：00										
18：00										
19：00										
20：00										
21：00										
22：00										
23：00										
24：00										
01：00										
02：00										
03：00										
04：00										
05：00										
06：00										

注：1. 进水量包括食物含水量及静脉输液量，每日总量不超过 2000 mL，依照常用食物含水量表换算；2. 睡前 3 h 不饮水；3. 自主排尿量请在"自排"栏上填上容量；4."漏尿"指尿湿裤子、尿湿床单、尿湿尿片，分别填上"+""++""+++"；5."其他"包括尿中带血（▼）、尿有臭味（※）、混浊（●）、有沉淀物（◆）、插尿管有困难（⊙）、发热（x）等，请填上症状符号。

常规尿动力学检查或影像尿动力学检查：记录残余尿量、最大膀胱测压容量、逼尿肌漏尿点压力、膀胱顺应性、相对膀胱安全容量、有无膀胱输尿管反流、膀胱输尿管反流的分级、反流时的膀胱容量及逼尿肌压力等。

2）CIC 特殊情况处理

如遇下列情况应及时报告医生进行处理：出现血尿；尿管插入或拔出失败；插入导尿管时出现痛苦加重并难以忍受；尿路刺激症状、尿痛、尿液混浊、有沉淀物、有异味；下腹部疼痛、尿道烧灼感等。

表 5 为间歇性导尿临床咨询委员会（The Clinical Advisory Board for Intermittent Catheterization，CABIC）编写的 CIC 教程中关于特殊情况的处理方法。

表5 CIC 中特殊情况处理方法

特殊情况		处理办法
插入困难 / 导管移动	患者太紧张	分散患者的注意力，教会他放松的方法 当患者咳嗽或深呼吸时，轻轻加压插入，尿管用注射器涂上利多卡因胶浆，等待 3~5 分钟，再试一次
	导尿管直径过大	尝试更小尺寸的导管
	导尿管黏附在尿道的表面	尝试其他类型 / 品牌的导管 尝试使用亲水导管代替传统的润滑凝胶导尿管 使用更多的润滑剂

续表

特殊情况		处理办法
无尿流	导尿管未完全进入	导管应进一步插入膀胱
	定位	重新定位：调整阴茎角度 / 将枕头放在女性骨盆下方
	沉淀物、黏液、凝血、结石	膀胱需要冲洗或吸引杂物
	假的通道	拔除后再次尝试 及时到医院就诊
	导尿管插入阴道	留置导尿管（避免患者再次插入不当），同时将新的清洁导尿管插入尿道

3）不同性别及婴幼儿 CIC 的特殊注意事项

女性患者需注意女性尿道口位于阴蒂的下方、阴道口的上方，且粗而短（图9）。由于视野有限，女性自我导尿时多难以识别尿道口的位置，易误将导尿管插入阴道中，利用灯光和镜子的配合可避免该情况的发生。成年女性的尿道长度通常在 3 ～ 5 cm 左右，导尿时轻轻插入导管 4 ～ 6 cm，见有尿液流出后再插入 1 ～ 2 cm。

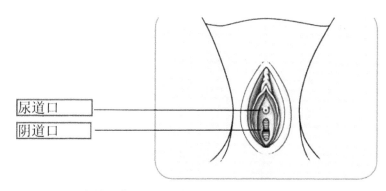

图 9 女性尿道口位于阴蒂的下方、阴道口的上方

男性患者需注意男性成人尿道长 17 ～ 20 cm，有两个弯曲：耻骨前弯和耻骨下弯；有 3 个狭窄部：外口、膜部、内口。导尿时应掌握这些解剖特点，插入导尿管时应提起阴茎使之与腹壁成 60°，消除耻骨前弯，使导尿管顺利插入，深度约 20 cm，有尿液流出后再进 1 ～ 2 cm 即可。

婴幼儿需注意婴幼儿泌尿系统解剖特点是膀胱的位置较高，新生儿膀胱常呈梨形位于耻骨联合之上，婴儿膀胱靠近腹前壁，随年龄增长渐降入骨盆腔内。女孩尿道短，新生女婴尿道长度为 1.2 ～ 2.3 cm。不同年龄阶段男孩的尿道长度变异较大，男童 1 ～ 6 岁尿道长度变异不大，为 6.2 ～ 6.4 cm，10 岁约为 10.5 cm，14 岁约为 12.2 cm。建议初学 CIC 者选择管身带刻度的导尿管。目前国内外尚缺乏各年龄组婴幼儿插管深度的确切数据和研究报道，建议给男孩导尿时，将导尿管徐徐插入，使其前端超越尿道内口，刚有尿液流出时，再由此深度继续插入 2 ～ 3 cm 即可，此时导尿管侧孔位于尿道内口以上膀胱内，能畅通引流尿液。在给女性婴幼儿导尿时，应先将导尿管插入患儿的尿道 1.5 cm 左右，看见尿液流出后再插入 0.5 cm。或根据婴儿的尿道生理长度决定插入深度。以导尿管的侧口恰好能够位于膀胱最底部，能够充分引流出膀胱低位的残余尿液为准。

（4）前列腺增生患者导尿注意事项

前列腺增生（benign prostatic hyperplasia，BPH）患者尿道

前列腺部延长，且被增生的腺体挤压变形、扭曲、狭窄，致使尿道阻力增加。BPH 常见导尿失败原因为导尿操作技术不熟练、对病理情况下的尿道解剖结构不清楚、润滑剂使用不充分、导尿管种类及型号不合适、患者精神高度紧张、导尿操作本身引起的疼痛不适感和患者不配合等。这些因素可使患者全身肌张力增高、呼吸增快、盆底肌肉及尿道括约肌反射性痉挛收缩，反复强行插拔导尿管易引起尿道黏膜水肿、充血和尿道损伤，甚至假性通道形成，且加重导尿后的尿路刺激症状，使今后的导尿更加困难，甚至导致导尿计划终止。为提高合并 BPH 老年男性导尿成功率，除了选择合适的导尿管，插管的技术也非常重要。现将技巧及方法介绍如下。

1）心理疏导。导尿过程中，可边操作边与患者交谈，解除紧张恐惧心理，有效转移其注意力，当导管进入后尿道遇到阻力时，应暂停片刻并把导尿管拔出少许，边嘱患者深呼吸边观察患者表情，以减轻腹压，松弛尿道外括约肌，从而减少插管阻力，伺机使尿管顺利置入膀胱。导尿动作要轻柔快捷，减轻疼痛。

2）前列腺弯头导尿管（弯头导尿管）。对于 BPH 患者，优先选用弯头导尿管。该导尿管头端设计为弧形，且较细而尖利，有利于通过前列腺增生患者的尿道膜部和前列腺部狭窄部位，较普通导尿管更有优势。由他人进行 CIC 操作时，患者取截石位，灭菌石蜡油球充分润滑导尿管后，用纱布包裹阴茎，操作者左手提起阴茎使其与腹壁形成60°，消除耻骨前弯。右手持导尿管，使前列腺导尿管的弯头尖端向上插入尿道口，导管插入近一半感觉插入受阻时，提示尿管进入第二个弯曲耻骨下弯，此时将阴茎放下，使之与腹部呈约90°，阻力消失后继续插入至膀胱。也可由助手轻轻按摩会阴部，或将示指润滑后插入患者直肠内，轻轻向上向下摇动，使括约肌松弛，同时向上向前轻轻抵住前列腺部，操作者同时适当调整尿管插入角度，使导管沿指腹顺利向前推进入膀胱。

3）更换导尿管的种类。选择超滑导尿管，超滑导尿管的摩擦系数远较非亲水涂层导尿管或普通导尿管低，有极好的润滑性和生物相容性，使用方便，体验舒适。建议初学者最好选用含亲水涂层的导尿管，以降低尿道损伤的风险，提高插管成功率。

4）选用适当型号导尿管。如遇到插管困难，可在痉挛解除后更换型号较细的导尿管重试。

5）酌情使用润滑剂。2011年，中国康复医学会康复护理专业委员会推出的《神经源性膀胱护理指南》明确指出：对于非涂层型或普通导尿管用无涂层导管进行 CIC 时，必须使用润滑剂。临床常使用无菌石蜡油和水溶性润滑剂两种。首选水溶性润滑剂。使用润滑剂充分润滑整根导尿管，可降低导管对尿道黏膜的刺激和摩擦力，保护尿道黏膜。

6）对疼痛高度敏感者，酌情使用镇静、止痛剂。可将利多卡因凝胶或乳膏作为润滑止痛剂，除涂抹于管体和尿道口外，尽量使润滑止痛剂进入尿道到达尿道膜部，并保持 1 ～ 2 分钟再行插管；也可用去除针头的注射器将凝胶经尿道外口注入尿道，待导管进入膜部尿道遇到阻力增加时，边插管边由助手通过导管末端注入镇静止痛剂，使导管顺利进入膀胱。插管前可经尿道外口注入 2% 利多卡因注射液 5 ～ 10 mL，后捏紧尿道口进行表面浸润麻醉，松弛尿道外括约肌，插管至膜部尿道时可向尿道内注入无菌石蜡油 5 ～ 10 mL，以润滑尿道，减少插管阻力。插管时左手放松，右手轻轻送入尿管，防止尿管反复回弹。每次送入 1 ～ 2 cm 左右，太长时易致尿管弯曲打折。反复插管失败者，及时就医。

（5）健康教育

健康教育是一项技术性很强的工作，内容广泛且形式多样，宣教对象包括医生、护士、患者及患者家属。根据受教育程度选择不同健康教育内容及方式，因人而异个性化指导。

1）目的：①使患者掌握 CIC 技术，学会自我管理，减轻或者消除对 CIC 的恐惧担心；②了解 CIC 对保护上尿路的意义，掌握调整导尿时机的技巧；③了解排尿功能恢复水平，掌握操作技巧避免尿路感染；④了解患者对 CIC 的理解掌握程度，对患者本人及家属进行培训，有针对性的健康指导，增加对疾病的认识，增强治疗疾病的信心；⑤减少导尿并发症。

2）教育对象

对专科医生教育：指导CIC的医生可以来自泌尿外科、康复科、妇产科、神经内科、儿科等。并非所有的神经源性膀胱患者都适合CIC，应准确把握CIC适应证及禁忌证，选择合适患者；注重对患者相关疾病知识的宣教，使其充分了解CIC的必要性和对疾病发展的优缺点；需具有丰富的尿动力专业知识，明确尿动力学检查指征，指导患者定期进行影像尿动力学随访，并依据尿动力检查结果，血、尿常规，肾功能及泌尿系统彩超等，制定个性化的导尿及治疗方案。

对专科护士教育：专科护士必须经过正规的培训，有丰富的相关专业知识和成熟的指导CIC的经验。应向患者灌输由"替代护理"向"自我护理"模式转变的康复护理理念，消除恐惧、抵触情绪；为患者提供合适的教学工具和标准的CIC技术；借助媒体设备播放CIC操作视频，说明操作目的、要点、难点、注意事项及并发症的观察和处理；借助实物解剖模具或直接为患者进行一对一操作示范，而后由患者或家属操作演示，护理人员对其操作进行评价、纠正，以强化患者或家属对CIC操作的掌握；帮助患者及家属树立清洁操作理念及掌握无接触技术，减少CIC感染的风险；对于接受能力差、文化水平较低的患者，为其发放CIC彩页流程图；指导患者及家属正确记录排尿日记，做好患者的档案记录，指导制定合理饮水计划、按时按需间歇导尿的时间，并能协助医生提高患者、婴幼儿家长的依从性。

对患者教育：患者应正确看待自身疾病，充分了解 CIC 优点及可能引起的并发症，以乐观的态度接受和认可 CIC 治疗的必要性、长期性、重要性，并积极参与整个诊疗过程；应熟悉泌尿系统解剖知识和自身生理结构，树立清洁观念，熟练掌握 CIC 技术；严格执行饮水计划，加强自我膀胱管理，合理调整导尿频次；学会观察尿液的颜色、气味、性状、尿量等，如发现尿异臭、尿液混浊、絮状物、肉眼血尿、脓尿、发热、全身乏力等感染症状时及时随访。了解尿动力检查和血尿常规检测参数的临床意义，如残余尿量、最大膀胱测压容量、顺应性、逼尿肌漏尿点压力、膀胱安全容量、膀胱输尿管反流、白细胞计数、肾功能等，按时复查尿动力检查，与医师及时沟通，随时更改治疗计划。

对患者家属或看护人员教育：患者家属或看护人员在诊疗过程中的作用是不可忽视的，对于特殊人群，如婴幼儿、学龄前儿童、老人、活动不便的患者，家属或看护人员即为 CIC 的执行者，不仅需要其学习必要的专业知识，熟练掌握 CIC 技术，而且应根据患者具体情况调整；家属及看护人员的态度将对患者心理产生很大影响，应通过语言行动增强患者战胜疾病的信心，让患者确信 CIC 是可行的、安全的、疗效肯定的。切不可表现出厌烦情绪，更不能因疏忽或不负责任导致长时间憋尿，长期导尿后残余尿过多，泌尿系统感染、尿道损伤等并发症。

3）健康教育方法及形式

加强知识宣教：规范洗手，注意操作空间的方便及消毒原则；操作中严格执行清洁操作原则，出院前根据患者家庭情况，要求家属对居家环境进行改造，如改变家具摆放位置等，准备宽敞明亮易于取用器械的操作场所；保持室内通风换气，避免受凉感冒；保持良好的个人卫生习惯；坚持康复锻炼，增强机体抵抗力，避免感染。

出院前接受 CIC 培训护理，主要为一对一现场指导，面对面口头讲解，专家讲座，发放健康手册，建立网络交流平台如微信交流群、微信公众号、微博、QQ 交流群，电话随访等，提高患者相关知识知晓率和医嘱执行程度，避免路途奔波、挂号就诊，减轻患者的经济压力与心理负担，建立一站式护理模式。

定期随访：CIC 期间如有发热、膀胱输尿管反流、发热性泌尿系统感染（体温≥38 ℃）、插管困难、尿道损伤、严重的肉眼血尿等需随时就诊。定期随访可及时纠正错误的操作，解决遇到的困难，动态观察病情。完善并落实随访制度，采取门诊随访、电话随访及家庭上门随访等方式，在患者出院 1 周后电话随访，以后每个月 1 次，连续 3 个月。同患者交谈或让患者演示操作过程，找出存在的问题并及时调整方案和计划，鼓励患者坚持正确操作及训练膀胱功能，增强自我管理的能力。定期行影像尿动力学检查。

（张瑞莉　整理）

参考文献

1. GROEN J，PANNEK J，CASTRO DIAZ D，et al. Summary of European Association of Urology（EAU）Guidelines on Neuro-Urology，Eur Urol. 2016，69（2）：324-333.

2. 蔡文智，陈思婧. 神经源性膀胱护理指南（2011 年版）（二）. 中华护理杂志，2011，46（02）：210-216.

3. 张瑞莉，刘会范，文建国，等. 儿童和青少年尿动力学检查准备方法的优化. 医学信息. 手术学分册，2006（01）：32-35.

4. NEWMAN D K，WILLSON M M. Review of intermittent catheterization and current bestpractices. Urol Nurs，2011，31（1）：12-28，48.

5. 刘静，张苗苗，杨艳，等. 不同导尿管对清洁间歇导尿术患者尿路感染的影响. 齐鲁护理杂志，2014，20（06）：93-94.

16. 成年女性 CIC 技巧

CIC 可改善女性患者尿失禁症状、改善膀胱功能、有利于进行正常的性生活、降低尿路感染、获得健康的肾脏功能和提高生活质量，是患者自我膀胱管理，获得更大生活独立性的有效措施，是对自身膀胱功能的最有效控制。成年女性患者因其特殊的膀胱尿道解剖特点及心理状况使此类患者进行 CIC 时有相应特点和注意事项。

（1）成年女性 CIC 时的体位选择

成年女性 CIC 时需要选择合适的体位。正确的体位有利于操作的顺利进行。女性尿道的解剖特点使患者自己无法直视尿道外口。选择适当的体位有利于成功实施暴露尿道外口和插入尿管。因此，患者应根据病情、个人习惯、所处环境、卫生间设施条件等酌情选择进行 CIC 的合适体位。

体位一：坐在轮椅上，将双脚放在马桶圈上或将一只脚抬起放在马桶圈上，其中的小技巧就是可以把导尿管放置在马桶坐垫和基座之间，从而固定导尿管，然后引流尿液至马桶里（图10A）；或者坐在轮椅上，双腿尽量分开（图10B），此时建议使用尿液引流袋或者间歇导尿的配套装置，如 LoFric Hydro-Kit。以上体位适用于有运动障碍，平时依靠轮椅生活的患者。

体位二：坐在马桶上，双腿分开，暴露会阴部（图10C）。

体位三：坐在床上，双腿分开，屈膝蜷起一条腿，将阴部充分暴露。

体位四：半坐卧位，斜靠在枕头或被子上，将臀部抬高，双腿屈膝，双脚相对，暴露尿道口。

体位五：蹲在蹲便上，双腿分开，暴露会阴部。

体位六：站立位，单腿抬高蹬在马桶边缘或凳子上，暴露尿道口（图 10D）。

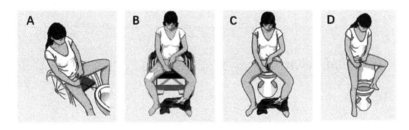

图 10　成年女性 CIC 时的体位

（2）成年女性的 CIC 操作步骤

1）在导尿前和导尿后都需要用肥皂和流水清洗双手。进行 CIC 前，清洗双手之后尽量少接触导尿管（图 11A）。

要点及说明：将手部卫生知识的学习、清洁技术合理纳入 CIC 教程中，推荐并强调这是一项简单易行的避免尿路感染的措施。

2）在导尿前尝试自主排尿，尽可能排出尿液。

要点及说明：结合自身膀胱功能采取自主排尿或寻找"扳机点"排尿的方法刺激其反射性排尿，或是 Valsalva 屏气法及 Crede 动作辅助排尿。该方法为非安全排尿模式，使用该方法需由影像尿动力学监测指导，以确保安全。膀胱高压、膀胱输尿管反流患者禁用。排尿后残余尿量≤ 100 mL 时可停止导尿。

3）打开湿纸巾和润滑剂，打开导尿管包装，将包装开口撕开即可。

要点及说明：此时不要把导尿管取出。

4）选择合适的体位，用左手食指和无名指分开大小阴唇，同时用中指将阴蒂向上方轻按，即可暴露并固定尿道口（图 11B）。初学者可由家人帮助借用镜子及手电筒寻找尿道口，当经过一段时间的练习之后，可通过手指的感触寻找尿道口的位置（图 11C）。

要点及说明：清洁尿道口及周围时方向必须按照从上（前）往下（后）的方向，以免细菌传播，导致感染。镜子最好有固定的支架，可调节高度和角度，具有放大效果的最佳。

5）将润滑剂喷在纱布或纸巾上，润滑导尿管的头端。

要点及说明：严格执行清洁操作原则。条件许可的话，佩戴无菌手套操作是个更好的选择，确保导尿管不要触碰到其他物品，如果导尿管触碰到其他物品导致污染，必须更换导尿管。

6）将集尿容器放在能接住尿液的位置。

要点及说明：如活动不便，为利于操作，可以将导尿管直接连接导尿袋。

7）将导尿管轻轻插入尿道口，插入深度 4 ~ 6 cm，见尿液流出再插入 1 cm，确保它完全进入膀胱（图 11D）。

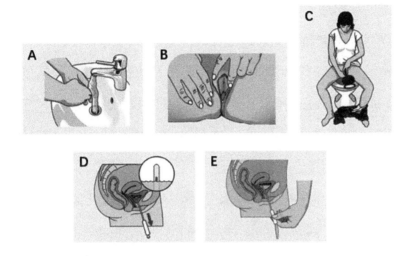

图 11 成年女性 CIC 操作步骤

要点及说明：女性尿道口位于阴蒂的下方、阴道口上方，且粗而短。如果是盲插，可以先用手指触摸到阴蒂，再向下找到尿道口，防止误入阴道。

8) 当尿液停止流出，缓慢地移动导尿管或者调整身体姿势。如果尿液重新流出，确保膀胱完全排空，最后再缓慢拔除导尿管（图 11E）。

要点及说明：调整体位时可稍向前移动并坐直，且如果使用的是直头导尿管，可以轻轻地转动导尿管，并缓慢拔出，这样可使膀胱排空更彻底，也可以于耻骨上缓慢施压使尿液完全排出。

9) 用湿纸巾清洁尿道口，并用手纸擦干。

要点及说明：对于需要记录尿量的患者，用带刻度的尿壶或集尿容器收集导尿前自行排出的尿液及导尿时排出的尿液，方便记录。

10）月经期可正常导尿。

（3）成年女性CIC导尿管选择

成年女性CIC应选择长度和直径及头型合适的导尿管，一方面不会带来过度疼痛；另一方面可以缩短导尿时间。老年女性由于雌激素水平的降低，可以选择亲水涂层和火抛光孔眼的导尿管以减轻对尿道的刺激。

另外，为了方便女性患者快速、准确地找到尿道口，作者团队发明了两个实用新型专利，一种是带镜面的一次性使用导尿管；另一种是具有照明功能的一次性可视间歇导尿管。

1）实用新型　具有照明功能的可视间歇导尿管

该导尿管的导管一端为球面封头结构，靠近球面封头一端的导管侧壁上开设有导尿孔，导管另一端设置有尿袋连接头，尿袋连接头上设置有连接板，连接板上活动设置有与导管相垂直的固定板，固定板朝向球面封头的一侧设置有LED灯，LED灯周围设置有使光线直射到球面封头处的导向灯罩，固定板上还设置有位于LED灯上方的、用于将球面封头处的物体反射到患者眼睛里的凸面镜。

2）实用新型　带镜面的一次性间歇导尿管

该导尿管导管一端为球面封头结构，靠近球面封头一端的导管侧壁上开设有导尿孔，导管另一端设置有尿袋连接头，尿袋连接头上设置有与导管相垂直的固定板，固定板朝向球面封头一侧设置有凸面镜和 LED 灯。

这两种导尿管结构的区别使其在功能上各有特点。具有照明功能的导尿管光线集中照射在尿道附近，在较昏暗环境下能更加清楚地看到尿道口，而带镜面的导尿管镜面更大更适合在相对明亮环境下使用，能更容易看清楚尿道口的位置。这 2 种导尿管结构简单，便于制造和使用，其成本低、实用性强，通过光源和反光镜的配合使用，可以帮助女性患者快速、准确地找到尿道口，大大方便了自行导尿操作，满足临床需要。

（4）成年女性 CIC 的注意事项

1）女性心理特点是女性患者不易接受 CIC 的原因之一。

研究发现，女性患者执行 CIC 时，窘迫感较男性患者更为强烈，更为排斥 CIC，尤其是年轻的女性患者，这可能是女性患者较低水平 CIC 接受度的原因之一，也是舒适度较低的原因之一。医护人员是直接接触女性患者的人员，同时也是影响和支持患者度过早期阶段的最重要角色，应了解患者的自我感受及需求，促使患者信心的建立，使 CIC 能够顺利被女性患者接受并成为一种成功的、能够提高生活质量的治疗方式。另外，对于正在或曾经遭受不愉快的下尿路功能症状的患者，相比较无症状的患者，CIC 更容易接受，因为此类患者认为 CIC 能缓解症状带来的困扰。因此在 CIC 学习前，医护人员应能预见未曾经历过排尿功能障碍困扰的女性患者 CIC 低接受度的问题，及时调整更为适合的宣教方式。尽管女性患者初期阶段较排斥，但相比留置导尿管，CIC 依然是最佳的膀胱管理方式，患者能从中获益，并较少干扰日常生活，提高女性患者的生活质量。

2）雌激素的改变对成年女性 CIC 的影响。

雌激素对维持女性患者膀胱和尿道的正常功能非常重要。随着年龄的增加，女性体内的雌激素逐年下降，尤其是更年期，导致尿道内环境出现萎缩性改变，此种变化与下尿路症状存在一定的相关性，如尿频、尿急、夜尿症、尿失禁、反复尿路感染，或与阴道萎缩症状（如性交困难、瘙痒、灼热感、干燥等）并存。因此，女性患者对导尿管插入敏感区域的恐惧，以及对经历疼痛或不适的担忧，与体内激素的改变进而影响泌尿系统内环境有相关性。对于此类患者我们可选择亲水涂层导尿管，以减轻导尿管对尿道的刺激。

3）妇科手术的女性患者可能需要选择 CIC。

妇科手术主要在盆腔内进行，女性生殖器官与膀胱、尿道邻近，术中对膀胱尿道及盆腔神经丛的刺激均可能影响术后自主排尿情况，因此尿潴留是妇科手术后常见并发症之一。尿潴留的传统处理方法是留置导尿，虽然可以缓解患者的症状，但也升高了尿路感染的发生率，同时也加重了患者的心理负担，尤其对于年轻女性患者更不易接受。而且术后留置导尿管是一个中期管理的过程，长时间使用留置导尿管容易引起泌尿系统感染等其他并发症，对女性患者的身心健康和生活质量造成很大的影响。健康人的膀胱能够定期排空尿液，且具有抗菌作用，但对于妇科盆腔手术后患者，膀胱不能及时和完全排空尿液，造成尿潴留，其防御功能急剧下降，更易受到外界病原菌感染，增加感染的风险，容易造成尿路感染。CIC 可以使妇科手术后尿潴留患者的膀胱自主排尿能力不断增强，逐渐恢复其正常生理功能，也使患者摆脱导尿管，对患者术后自主排尿功能恢复和身心健康都有重要作用。

（张 艳 张瑞莉 唐秀英 整理）

参考文献

1. 任慧，宋娟，张兆平，等 . 亲水涂层导尿管在女性患者间歇性导尿应用中的现状调查 . 临床护理杂志，2018，17（5）：79-81.

17. 成年男性 CIC 技巧

男性和女性患者相比由于尿道解剖的不同，CIC 的实际操作方法和注意事项也略有不同。

（1）男性尿道特点

前文中我们已经详细阐述了男女性尿道的解剖结构，相比女性而言，男性尿道长并且弯曲，如何正确识别适应证，结合男性尿道解剖特点来进行 CIC，是医护人员和进行 CIC 的患者及家属重点需要掌握的技术。

男性尿道起于尿道内口，止于阴茎头尖端的尿道外口，成人长 17~20 cm，全程可分为三部：前列腺部（穿过前列腺的部分）、膜部（穿过尿生殖膈的部分，长约 1.2 cm）和海绵体部（穿过尿道海绵体的部分），临床上将前列腺部和膜部全称为后尿道，海绵体部称为前尿道。男性尿道在行程中粗细不一，有三个狭窄、三个膨大和两个弯曲。三个狭窄分别在尿道内口、膜部和尿道外口。两个弯曲为耻骨前弯、耻骨下弯。在进行 CIC 操作时，应牢记男性尿道的这些解剖学特点，避免损伤尿道。

除了包茎或尿道下裂患者，男性尿道外口大多定位容易，但男性尿道长，并有三个狭窄部、两个弯曲部，给 CIC 增加了一定的困难，需经过培训和训练才可能熟练掌握。

（2）男性 CIC 的主要步骤

选择一个舒适清洁的环境和体位。可在家中的卫生间、淋浴间、轮椅、床上，或者工作地 / 学校的无障碍卫生间、隔间等。

1）准备用品

①选择合适的导管尺寸和类型：14~16 Fr 是成年男性最常用的直径尺寸。如果不确定尺寸，则始终从较小的直径开始，并根据需要增大尺寸。因尿道狭窄或阻塞而难以通过普通导管的患者可以选择具有弯曲尖端的 Coudé 导管。该导管对 BPH 或膀胱颈升高的患者特别有用。

②准备集尿容器，最好为有刻度的容器，能测量导出的尿量，如量杯等。

③准备清洁剂和毛巾，或打开湿纸巾和润滑剂。打开导尿管，将包装开口撕开即可。

要点及说明：此时不要将尿管取出。严格执行无接触技术操作原则。对于疼痛感觉敏感的男性患者，建议使用局部麻醉性胶状或乳状止痛剂。

④有条件者准备手套（无乳胶成分）。

⑤在清洁的台面上准备耗材。将准备好的导管置于清洁的台面，如果是亲水导管，将水添加到导管包装中，或者打破含有导管的水囊；如果是常规导管，均匀涂抹润滑胶以覆盖全部导管表面。

⑥将引流容器放在能接住尿液的位置。

要点及说明：如活动不便，为利于操作，可以将导尿管连接集尿袋。

2）如果可能，请在插入导尿管前尝试自主排尿

要点及说明：结合自身膀胱功能采取自助排尿或寻找"扳机点"的方法刺激其反射性排尿或是 Valsalva 屏气法及 Crede 动作辅助排尿。该方法为非安全排尿模式，使用该方法需由影像尿动力学监测指导，以确保安全。膀胱高压、膀胱输尿管反流患者禁用。

3）选择合适的体位

导尿的体位可以采用站姿（图 12A）；坐在马桶上或轮椅上（图 12B ～图 12D）；也可以坐在床上或侧卧在床上。

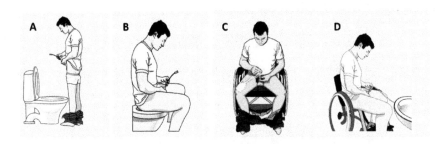

图 12 男性 CIC 体位

4）进行手清洁

清洁双手；一般用肥皂和流水洗手（图 13A）。

要点及说明：建议采用七步洗手法。如条件不允许，也可直接用快速手消毒液洗手。

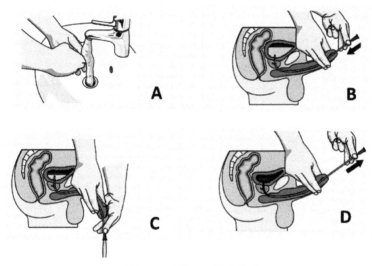

图 13　男性 CIC 操作步骤

5）患者操作

①一手握住阴茎将包皮向后推，暴露尿道口，另一手拿一次性湿巾依次清洗尿道口、龟头、冠状沟及阴茎根部。清洁纸巾或棉片每张只可使用一次，请勿重复使用。注意充分暴露操作部位，未进行包皮环切的男性要翻开包皮，暴露尿道口后再进行清洗；条件允许的情况下，可以佩戴无菌手套操作。对膀胱造口患者，用肥皂和清水，或无刺激气味的消毒液擦拭清洁造口和周围区域。

②打开湿纸巾和润滑剂。打开导尿管，将包装开口撕开即可。

要点及说明：此时不要将尿管取出。严格执行无接触技术操作原则。对于疼痛感觉敏感的男性患者，建议使用局部麻醉性胶状或乳状止痛剂。

③将润滑剂喷在纱布或纸巾上，捏着包装拿起导尿管，用纸巾润滑导尿管。

要点及说明：确保手不触摸要插入的导尿管一端，不触碰到其他物品及身体其他部位，如果导尿管污染，必须更换导尿管。

④一手固定阴茎并提起，使之与腹壁成 60°，消除耻骨前弯（图 13B）。另一手取出导尿管，实施插管操作。当尿管通过第一个尿道弯曲后，把阴茎下弯，继续插入尿管（图 13C）。一般插入尿道 17～20 cm。

要点及说明：不要紧握阴茎，同时放松身体，以免对导尿管插入造成阻力。插管时动作要轻柔，男性尿道有三个狭窄，切忌用力过猛过快而损伤尿道黏膜。插入困难时，可稍作停歇，同时深呼吸，适当改变插入角度，避免反复拔插造成尿道损伤。如果无法通过导管，尝试重新定位阴茎。如果不成功，不要强制执行。

⑤导尿管插入膀胱时可见尿液流出。此时，导管应再向膀胱内推入 1~2 cm，持续引流直至排空膀胱；尿液停止流出时，调整身体姿势如向前移动并坐直，确保膀胱完全排空。

⑥尿液引流结束后，慢慢拔出尿管，拔出一半时，向上倾斜阴茎再将导管全部退出（图 13D），如果拔管时出现尿流，请暂停拔管，使尿液完全引出。

要点及说明：如果使用的是直头导尿管，可以轻轻地转动导尿管，并缓慢拔出，这样可使膀胱排空更彻底，也可以于耻骨上缓慢施压使尿液完全排出。

⑦尿管拔除后，用湿纸巾清洁尿道口，将包皮恢复原位。清洗双手。

要点及说明：对于需要记录尿量的患者，可用带刻度的尿壶或集尿容器收集导尿前自行排出的尿液及导尿时排出的尿液，记录到排尿日记中。

⑧清洁双手。

（3）男性 CIC 注意事项

持续导尿的实施可由医务人员进行，操作相对简单，而 CIC 操作需要患者或家属自行操作，有一定的培训周期，并且男性的尿道较女性长，插入尿管的难度较女性患者高。因此需注意 CIC 的禁忌证，包括：尿道狭窄、尿道内有假道、小膀胱或挛缩膀胱。

男性进行 CIC，除需注意手卫生、导管清洁外，更重要的是要清楚男性尿道的解剖结构，教导他们导尿的方法，建议可采用前端弯曲的 Coudé 导管（图 14），Coudé 导管具有弯曲的尖端，用于因尿道狭窄或阻塞而难以通过笔直导管的患者。 Coudé 导管对 BPH 或膀胱颈升高的患者特别有用。弯曲部朝向阴茎腹侧，紧贴尿道前壁进入，至尿管完全进入尿道并见尿液流出。

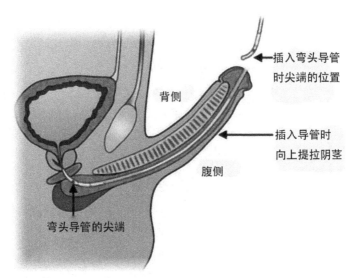

图 14 前端弯曲的 Coudé 导管用于 BPH 患者导尿，注意尿管头端的弯曲方向朝向腹部

膀胱扩大手术的患者可能需要膀胱冲洗，并且由于黏液的产生需要更大的尺寸。在导尿前，用足量的润滑剂润滑整根尿管，避免干涩引起患者疼痛及尿道黏膜损伤。留置尿管失败后，切忌反复多次尝试，应及时向医务人员求助。CIC 时需注意患者反应，有些患者突然引流大量尿液后可能会感到头晕和 / 或晕倒。CIC 频率一般为平均每 4 小时一次或每次 300 ～ 400 mL，但可能有所不同。医生将决定频率。另外，在进行 CIC 时鼓励使用手套。

总之，成年男性 CIC 要注意适应证和禁忌证，操作过程中要注意男性尿道的解剖特点。长期 CIC 的患者要注意定期进行肾脏和膀胱功能和形态的评估，尤其要进行尿动力学评估，了解膀胱的安全容量，适时调整 CIC 的次数和时间。

（罗俊华　杨尚琪　张瑞莉　整理）

参考文献

1. NEWMAN D K，WILLSON M M. Review of intermittent catheterization and current best practices. Urol Nurs，2011，31（1）：12-28.

2. 张国贤，何翔飞，张艳，等 . 神经源性膀胱患儿清洁间歇导尿致复发性尿路感染的危险因素 . 中华实用儿科临床杂志，2018，33（11）：812-815.

儿童 CIC 的特点

      小儿神经源性膀胱的治疗原则是预防 VUR 和肾积水，防止上尿路损伤，保护肾功能。因此，及时排空膀胱，保持膀胱的低压状态对于 NB 患儿的治疗尤其重要，这是防止膀胱输尿管反流及肾积水等上尿路损害的关键。对于不能自行排空膀胱的 NB 患儿，可以采用留置尿管或 CIC 辅助排空膀胱。

      CIC 可以通过定期引流尿液降低膀胱内压力，防止膀胱内残余尿增多，使膀胱内容量低于安全容量，保持膀胱内低压状态，预防膀胱输尿管反流和肾积水，防止上尿路损伤，保护肾功能，改善生活质量。尽管 CIC 在国际上已经被认为是 NB 的一线治疗方式，但是对于 CIC 治疗 NB 效果的长期随访研究还较少。此外，对于 NB 患儿何时开始 CIC，是否从早期诊断明确就进行 CIC，目前仍有争议。在此作者通过系统论述儿童 CIC 的适应证、禁忌证、操作方法，儿童 CIC 相对于成人的特点等，给临床儿童 CIC 的开展提供参考。

18. 儿童 CIC 患者适应证及禁忌证

CIC 适用于各种神经源性和非神经源性因素导致的膀胱排空障碍；小儿先天性脊髓发育不良、脑膜炎、脑瘫或盆腔疾病等引起神经系统功能障碍导致逼尿肌无功能或活动低下，导致膀胱出口梗阻（bladder outlet obstruction，BOO），使逼尿肌代偿增生和纤维化；逼尿肌无收缩导致的充盈性尿失禁，逼尿肌过度活动引起的急迫性尿失禁；抗胆碱药物过度抑制反射亢进的逼尿肌后引起的膀胱排空障碍，PVR 增多；膀胱扩大手术术后；NNB 引起的排尿障碍。上述情况都可以应用 CIC 协助排空膀胱，保护上尿路。但 CIC 在有下列情况的患儿中禁忌使用：泌尿系统畸形，严重的尿道炎、膀胱炎，尿道出血，尿道狭窄，尿道周围脓肿和双上肢活动不方便。

CIC 在成人患者的应用非常广泛，文献报道美国约 56% 的 NB 患者选择 CIC 来治疗膀胱功能障碍，且患者需长期或终生进行 CIC。CIC 在小儿 NB 中的应用不如成人那样普及，且对于 NB 患儿何时进行 CIC，什么情况下开始进行 CIC，目前仍有争议。一些国外学者认为：患儿体格检查为阴性且未出现肾积水，则不建议进行 CIC，直到出现 UTI 或肾积水等临床表现，再行尿动力学检查以确定是否开始 CIC。他们认为让所有 NB 患儿早期都进行 CIC 是不可行的，根据临床表现进行治疗足以保护上尿路功能。即使早期不进行 CIC，也要早期进行尿动力学检查以确定高风险患者，患者若出现漏尿点压增高、逼尿肌括约肌协同失调（detrusor-sphincter dyssynergia，DSD）或膀胱顺应性（bladder compliance，BC）下降就要进行 CIC。另一些专家学者认为：患儿在婴儿期就应该开始 CIC，家长及患儿会有充分的时间来适应这种膀胱管理方式，且有利于保持适度的膀胱壁厚度，增加膀胱的顺应性。NB 患儿早期进行 CIC 对于预防肾损伤和膀胱功能障碍及减少未来手术的机会至关重要。有人认为患儿在进行 CIC 后，如果随访过程中尿动力学检查显示膀胱处于安全状态，应停止 CIC。但也有些人支持继续进行 CIC，他们认为大多数患儿需要在以后继续进行 CIC 来实现控尿，如果患儿已经习惯 CIC，就更容易实现这一目标。

19. 儿童 CIC 导尿管的选择

患儿能否长期坚持 CIC 与导尿管的方便性和易用性有很大关系。方便性和易用性包括许多方面，如易拆包打开、导尿管容易握持、导尿管容易插入、插拔尿管摩擦较少、插管步骤较少、导尿管容易携带、导尿管无须清洗等。此外，患儿家长更偏向使用可达到最佳效果的导尿管，如减少导尿管对尿道的摩擦刺激和创伤、降低尿道和尿管粘连发生率、减少患者泌尿系统感染等并发症的发生次数。因此，选择合适的或高质量的 CIC 导尿管就变得尤为重要。近年来，随着科技的进步，CIC 导尿管围绕上述性能指标有了明显改进并在临床逐渐推广应用，取得了良好的临床效果。

（1）儿童 CIC 导尿管的材质

有研究显示使用亲水涂层导尿管儿童依从率高于一般导尿管。和普通 PVC 导管相比，患儿更喜欢使用亲水涂层导尿管，因为这种导管的摩擦力低，尿道和尿管的粘连发生率也低，UTI 发生率降低，患儿的依从性得到提高。此外，还有一种抗生素涂层导尿管，这种导尿管表面涂抹有抗生素，但患儿可能会对此过敏或导致出现超级细菌。由于患儿的尿道细小娇嫩，因此需要尽量选择可以减少尿道摩擦、减少创伤和粘连、减少症状性 UTI 的亲水涂层导尿管，能够使患儿更能耐受，有利于降低小儿 CIC 的困难度，尿道损伤等并发症的减少也有利于家长和患儿接受长期进行 CIC。如果选用非亲水涂层导尿管，要用润滑剂润滑导尿管表层，以减少尿道摩擦，临床较多使用的为水溶性润滑剂和石蜡油润滑剂，但因为水溶性润滑剂生物相容性好，容易被身体吸收，不会在体内长期残留，毒副反应小，润滑作用更好，因此使用水溶性润滑剂更好。考虑到导尿管的成本和患儿的家庭条件，选择导尿管可因人而异，参照下列标准：导管光滑使用舒适，可以轻松插入尿道，导管形状易于插入，而且导尿时操作简单。在经济条件允许的情况下选择最适合患儿的性价比最高的导尿管。

（2）导尿管的尺寸和尖端

选择合适大小的导尿管是患儿导尿成功的关键。现代工艺的发展使得制造各种临床需要的导管型号成为可能。小儿一般选择6~12 Fr 导尿管，具体尺寸因人调整，避免过粗的导尿管损伤婴幼儿尿道黏膜，也避免过细的导尿管被堵塞，婴儿若无合适大小的导尿管，也可选用合适的鼻饲管代替。小儿尿道比成人短，因此不需要使用过长的导管，避免导管在膀胱里迂曲弯折，影响尿液排出，短尿管使用方便，实际应用时导尿环境不同对导尿管的长度要求也不同。

因为女性尿道短而直，短长度导尿管正好适用于女性尿道的生理结构，因此女性患儿选择的导尿管可以比男孩短。尿液通过导尿管上的孔眼排出，导尿管的尺寸越大，相应的孔眼就越大，热熔技术做出的排水孔相比冷冲孔要光滑。不同类型导尿管尖端满足不同患者的需求。直尖型导管头适用于大部分儿童，其尖型设计可让其顺利插入尿道，尿液经导管上的两个孔眼进入管腔；弯头型导管为弯曲状管头，设计有一至三个排水孔，适用于尿道狭窄的患儿；软圆头导管能够预防导管经过尿道时造成的损伤，适用于所有患儿。

（3）导尿管的使用时间

目前应用最广泛的是一次性导尿管，不重复使用。也可使用普通可重复使用型导尿管，但这种导尿管携带及使用不如一次性导尿管方便，每次使用完后，需经过煮沸或消毒液浸泡进行消毒杀菌，若导尿管破损或堵塞应及时更换，并且使用时间不超过1周。具体选择哪种类型导尿管，可根据患儿家庭经济条件来决定，但不管选择哪种类型，都要保证导管的质量安全。

20. 儿童 CIC 的操作方法

（1）准备工作

医生向患儿家长讲解 NB 的疾病进展及治疗方法，告知 CIC 的目的及疗效，消除患儿及其家长对导尿的恐惧，让家长及患儿做好长期导尿的准备，选择合适的导尿管，尽量保证患儿的舒适性。向家长及患儿演示如何正确导尿，讲解饮水计划及间隔时间等，并告知其注意事项。对于自己不能导尿的婴幼儿，由家长代替患儿进行学习并帮助患儿进行导尿，当达到学龄期后家长应逐渐让患儿学习自己导尿，以便日后在学校能够自己操作。

（2）操作流程

CIC 前要清洁双手，保持生殖器的卫生，每天清洗最少两次，最好在患儿导尿前清洗。充分暴露尿道口，保持视野的清晰，婴幼儿可取仰卧位或坐位，较大年龄儿童还可取站位或蹲位，根据个人情况采取最合适的姿势。儿童泌尿系统解剖和成人略有不同，其膀胱位置较高，新生儿的膀胱常位于耻骨联合上，呈梨形，婴儿的膀胱则更靠近腹前壁，且随着年龄的增长逐渐降入骨盆腔内。正常男孩至 1 岁时尿道长度为 5 ～ 6 cm，到性成熟期时约为 12 cm；女孩尿道较男孩短，出生后只有 1 cm，后可增长至 2 ～ 3 cm。男性患儿尿道口明显，拇指、食指持导管徐徐插入尿道，插尿管时向腹侧方向提拉阴茎拉直尿道，避免损伤尿道峡部，女性患儿尿道较隐蔽，位于阴蒂和阴道之间，家长协助 CIC 时应小心寻找，避免插入阴道，较大年龄女性患儿自行导尿时可借助镜子寻找尿道，女性尿道比男性短，因此，插入长度也要比男性短，避免导管在膀胱里迂曲打结。男性患儿需将导尿管前端超过尿道内口，看到有尿液流出后，再插入尿道 1 ～ 2 cm；而女性婴幼儿可先插入尿道约 1.5 cm，有尿液流出后在再往里插入约 0.5 cm，具体可根据患儿年龄定。查看流出的尿液是否浑浊，颜色是否异常，尿液刚流出时避免用手挤压膀胱，防止出现 VUR，尿液流出过程中要保持导尿管开口朝下，尿流变细时可多角度转动导尿管，使头侧孔眼变换位置，并将导尿管插进或拔出膀胱少许，尿流停止后，可用力增加腹压或用手在耻骨上轻按，有助于将残余的尿液挤出，然后慢慢拉出导管，若拉出过程中又流出尿液，应停留片刻待尿液全部流出后，再将导尿管全部拔出，拔除导尿管时要注意导尿管低于尿道平面（图 15）。注意切忌硬插导尿管，如果插入不顺利，可以涂抹更多的润滑剂，重新试一次，若插入实在困难，应寻找医生求助。

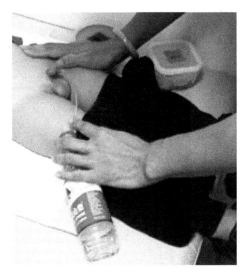

图15 家长辅助3岁患儿进行CIC，正在导出尿液（彩图见彩插4）

（王莉莉　刘欣健　整理）

1）男性儿童CIC操作步骤

①根据男孩的年龄或具体情况进行体位选择。

体位一：平卧位，适用于新生儿或婴幼儿。

体位二：侧卧在床上，适用于较大年龄儿童。

体位三：坐在轮椅上，适用于较大年龄不能站立的儿童。

体位四：坐在马桶上或坐在床上，屈膝向外，适用于较大年龄儿童。

体位五：站立位，适用于较大年龄儿童。

②按导尿顺序准备所有的物品，放置于方便获取的地方（图16）。

要点及说明：鼓励儿童自行准备物品及操作，最初可在专职医护人员或家长帮助下进行导尿，循序渐进培养儿童独立操作的能力。

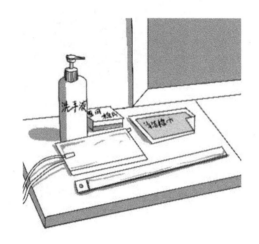

图16　物品放置在便于获取的地方（燕山大学 2016 级李庆鹏绘制）

③尽量自行排尿，但不要太使劲。

④用肥皂和流水洗净双手并擦干，保持指甲短且干净（图17、图18）。

要点及说明：建议采用七步洗手法。

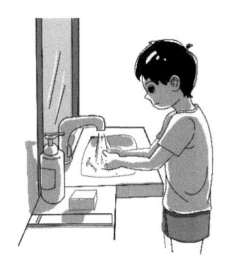

图 17 站立清洗双手（李庆鹏绘制）

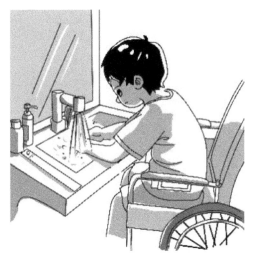

图 18 行动不便男童坐在轮椅上清洗双手（李庆鹏绘制）

⑤站在马桶前面、坐在跨过马桶的椅子上或在床上平卧或侧卧。

⑥包茎患儿在导尿时，应先将包皮向后翻拉并保持，暴露尿

道外口。用清水或湿巾清洗阴茎及尿道口（图19、图20）。

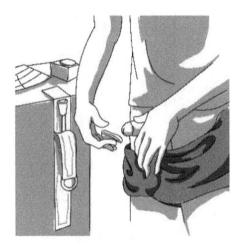

图19 站立位清洗阴茎及尿道口（李庆鹏绘制）

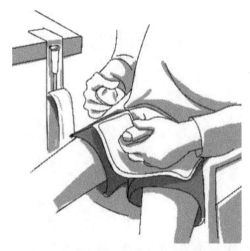

图20 行动不便男童坐在轮椅上清洗阴茎及尿道口（李庆鹏绘制）

⑦将润滑剂涂在导管前端。要覆盖导管前端的 6～8 cm。

要点及说明：初学者推荐使用型号合适的带亲水涂层的导尿

管，建议尿道感觉敏感者使用利多卡因乳膏等进行局部麻醉，减少疼痛不适。

⑧用手握住阴茎并向腹壁方向提起，暴露尿道口。另一手像抓铅笔一样拿住导管，慢慢将其插入尿道 6 ～ 12 cm，见尿液流出再插入 1 ～ 2 cm（图 21、图 22）。

要点及说明：精神高度紧张时可导致尿道括约肌阻力增大，嘱患儿缓慢深呼吸，有助于导管的插入。插管过程注意避免污染导尿管。

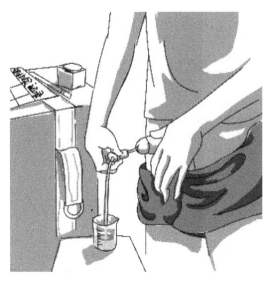

图 21　站立位插入导尿管（李庆鹏绘制）

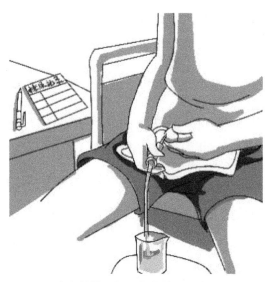

图22　坐在轮椅上插入导尿管（李庆鹏绘制）

⑨将尿液引流入马桶或集尿容器中。

要点及说明：对于需要记录尿量的患儿，可用带刻度的尿壶或集尿容器收集导尿前自行排出的尿液及导尿时排出的尿液，方便记录。

⑩当排尿停止时，缓慢将导管拔除。尿液仍然会流出并继续排出，直至不再有尿液流出。

要点及说明：调整体位时可稍向前移动并坐直，且如果使用的是直头导尿管，可边缓慢拔出边轻轻转动导尿管，这样可使膀胱排空更彻底。

擦净阴茎，将包皮复位，洗净双手。

要点及说明：由于导尿涉及部位的特殊性，且儿童处于生长发育阶段，性保护意识较弱，家长或看护人员应特别注意保护儿童的隐私及安全，以防对未成年人造成心理创伤，甚至侵犯。

整理导尿用品，导尿结束。

2）女性儿童 CIC 操作步骤

①体位

体位一：坐在轮椅上，将双脚放在马桶座上。

体位二：坐在轮椅上，将一只脚提起放在轮椅坐垫上。

体位三：半卧位，双腿屈膝向外。

体位四：坐在马桶上，双脚踩在脚踏上。

体位五：蹲在蹲便上。

体位六：站立位，一只脚抬起放在马桶座上。

②准备好所有的物品并将其放在一起，置于方便获取的地方（同男孩 CIC 物品准备）。

要点及说明：鼓励儿童自行准备物品及操作，最初可在家长或看护人员帮助下进行导尿，循序渐进培养儿童独立操作能力。

③先自主排尿，无须太使劲。

④用香皂和水洗净双手并擦干，保持指甲短且干净（图 23、图 24）。

要点及说明：建议采用七步洗手法。

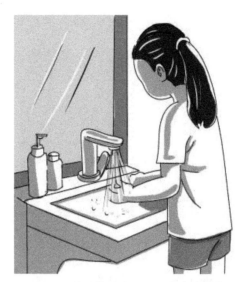

图 23　站立位清洗双手（李庆鹏绘制）

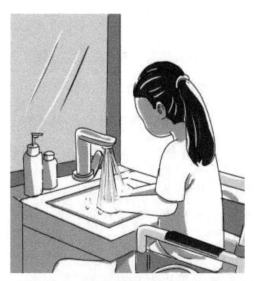

图 24　行动不便女童坐在轮椅上清洗双手（李庆鹏绘制）

⑤确保姿势舒适，可以坐在马桶上或坐在跨过马桶的椅子上，双脚踩在脚踏上，也可以取站立位，单腿蹬在椅子或马桶边缘上。

⑥用一只手将阴唇（阴道褶）分开，另一只手从上（前）往下（后）用湿纸巾清洁尿道口及周围，或借助小镜子进行清洗（图 25）。

要点及说明：为防止湿滑，可在拇指和食指上缠绕干纱布或纸巾。

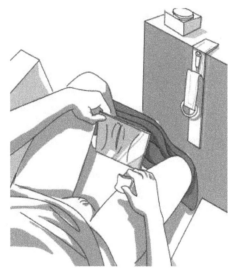

图 25　借助小镜子清洗会阴部（李庆鹏绘制）

⑦将润滑剂涂在导管前端。要覆盖导管末梢的 5 ～ 8 cm。用一个手指触摸到自己的阴蒂，利用光源，借助镜子，以帮助找到正确的尿道口位置，偶尔将导管插进阴道属正常现象。

要点及说明：选择型号、材质合适的导尿管。

⑧用左手拇指和示指将小阴唇向两侧外上方向分开，充分暴露尿道口，借助镜子，慢慢将润滑的导管插入尿道 4 ～ 5 cm，尿液流出再插入 1 ～ 2 cm（图 26、图 27）。然后轻轻将导管向远处移开 3 cm。

要点及说明：括约肌会有些阻抗，像一扇门一样存在于膀胱之中，呼吸放慢并放松肌肉是很重要的，插管过程注意避免污染导尿管。

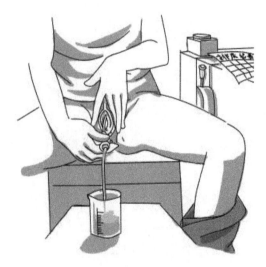

图 26　女童坐在凳子上用右手插入导尿管（李庆鹏绘制）

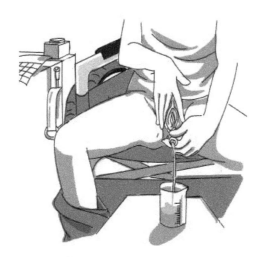

图 27　女童用左手插入导尿管（李庆鹏绘制）

⑨所有尿液排入马桶或容器中。

要点及说明：对于需要记录尿量的患者，可用带刻度的尿壶或集尿容器收集导尿前自行排出的尿液及导尿术排出的尿液，方便记录。

⑩当排尿停止时，慢慢将导管移出来。尿液仍然会流出并继续排出，直至不再有尿液流出。

要点及说明：调整体位时可稍向前移动并坐直，且如果使用的是直头导尿管，可以轻轻地转动导尿管，并缓慢拔出，这样可使膀胱排空更彻底。

让孩子擦净会阴部并洗手。

要点及说明：由于导尿涉及部位的特殊性，儿童处于生长发育阶段，性保护意识较弱，家长或看护人员应特别注意保护儿童的隐私及安全，以防对未成年人造成心理创伤，甚至侵犯。

整理导尿用品，导尿结束。

（张瑞莉　杨　静　整理）

（3）儿童 CIC 的频率

CIC 的导尿频率对患儿的治疗效果至关重要。导尿次数过少，可能使菌尿在膀胱里停留时间较长，也会使膀胱经常处于高压状态，加重膀胱负担，严重者可影响上尿路，CIC 反而未能起到积极作用；导尿次数过频，虽然膀胱压力降低了，但可能会增加尿道损伤概率，且增加了患儿及家长的不便。合适的导尿频率对于 CIC 的成功实施有重要作用。

应要求患儿家长协助记录导尿日记，指导他们如何准确记录各项数据，如饮水量（包括摄入各种液体及摄入次数）、每次导尿时间和间隔时间、每次导出尿量和是否漏尿等。患儿应均匀多饮水，保持产生一定尿量预防 UTI，可根据尿量合理调整饮水量，避免短时间内摄入大量液体，晚饭后尽量不要摄入液体，防止夜间产生大量尿液。虽然临床上医生经常给患者制定严格的饮水计划，但在实际操作中却难以完全执行，尤其对于婴幼儿，由于自身哭闹等原因，家长经常会打乱饮水计划。此外，尿量的产生不只跟饮水量有关，还跟体位有关，沈海涛等的研究提出，患者平卧位时产生的尿量比坐位多，尿液的产生时间缩短了。除执行饮水计划外，也要在导尿前精准测量患儿的最大膀胱容量及PVR。膀胱内压力超过 40 cmH$_2$O 时，会增加肾积水等上尿路损伤的风险，40 cmH$_2$O 是膀胱安全压力的上限，膀胱安全容量（safe bladder capacity，SBC）指膀胱充盈压低于 40 cmH$_2$O 时的膀胱容量，在膀胱安全压力下或不超过 SBC 时储尿和排尿，才能保护上尿路。有研究提出一种膀胱容量测定仪可用于 NB 患儿及时测量膀胱内尿液容量，用于指导 CIC 的间隔时间，这种相当于便携式 B 超的测量仪可以使患儿在达到 SBC 前导尿，并取得良好效果，但是这种仪器需要有家长或陪护人员协助进行测量，患儿自身不能完成。通过这些指标可以基本了解膀胱的功能，为制定导尿间隔时间提供依据。对患儿及家长来说，掌握导尿间隔时间是逐渐训练的过程，训练一段时间后，患儿及家长一般可以掌握自身的导尿规律。导尿次数一般为每天 4～8 次，每天早晨起床后及晚上入睡前各导尿一次，其余时间根据自身情况导尿，对于学龄期儿童，可以在课间休息时导尿。膀胱过度充盈时，膀胱黏膜皱襞减少或消失，膀胱壁血管就会变薄、变细、变长，膀胱内储存压、腹压明显升高，此时若一次性导尿量过多，膀胱压急剧下降，就可能会损害膀胱黏膜，产生血尿。定期进行超声和尿动力学检测患儿最大膀胱容量、SBC 及 PVR 变化，可每年行 1 次影像尿动力学检测上尿路情况。根据这些参数调整导尿间隔，如果单次导尿量超过 SBC，长此以往容易造成肾积水等上尿路损害，就需缩短导尿间隔，在膀胱充盈至安全容量前导尿，保持膀胱处于低压状态。王俊霞等的研究显示 CIC 联合晚上睡眠时留置尿管导尿，与单纯的白天 CIC 相比，SBC 和 BC 都会明显增加，而 UTI 发生率未见明显增加，VUR 和肾积水也会明显改善，有助于保护上尿路。

21. CIC 患儿的依从性

CIC 成功的前提是患者遵从医生的医嘱操作，配合医生的治疗。对于儿童尤其是婴幼儿患者，则是家长的配合至关重要，只有家长的依从性高，才能提高患儿的依从性。若要提高患儿的依从性，首先要提高患儿及家长对 CIC 的认知度，医生要向他们详细解释 CIC 的目的及意义，指导患者如何操作 CIC 及长期使用 CIC。指导 CIC 的医护人员可以来自泌尿外科、康复科等，但必须有日常导尿的经验，且经过正规的培训。

较大年龄患儿可能会认为 CIC 增加了他们的"患者角色"，影响他们的依从性。给他们更多的时间会更容易接受 CIC，他们可以掌握这项技能，并提高 CIC 的依从性。患儿在学校进行 CIC，因为排尿方式与其他同学不一致，需要单独密闭的公厕，可能导致尴尬，甚至产生羞耻感，影响患儿的自信。患儿及家长可能害怕导尿管反复插入尿道，导致 UTI、疼痛或尿路不可逆性损伤，尿道的神经确实比较丰富，整个尿道分布了交感和副交感神经，膀胱颈的神经分布也比较丰富，黏膜对受到的刺激很敏感，异物或者炎症反应都可刺激引起尿痛，甚至引起会阴区和下腹的不适，这些都可影响 CIC 的学习质量。要让患儿及家长对 CIC 的安全性保持信心，告知他们注意事项并给予鼓励。需要充分调动患儿家长的积极性，因为儿童年龄小，自己的认知与行为能力尚不成熟，需要家长的积极参与和配合，保持耐心并给予足够的时间，才能保证 CIC 的正常进行。

影响患儿 CIC 依从性的因素有很多。内部因素（患儿相关）有身体障碍、尿道口定位障碍、灵活性不足、视觉障碍（弱视等）、解剖结构异常、心理障碍、智力障碍或精神异常、误解和焦虑、尴尬感和缺乏自信、羞耻感、恐惧感和疼痛感等。外部因素有照顾者因素、积极性差、缺乏时间和耐心、担心患儿不能耐受、认知及行为能力低、指导者因素、培训质量不到位、缺乏监督和随访、社会及经济因素、缺乏独立密闭的公厕、导管使用成本高等。

无法找到合适正确的导尿管也是 CIC 无法进行的原因，导尿管的大小、类型和材料影响到患儿的舒适度，选择能够舒适使用的导尿管至关重要，使用亲水涂层导尿管可以提供更多的舒适性和易用性。许多用于 CIC 的导尿管都是一次性的，市场上有多种导尿管可以选择，每种都有自己的特点，要考虑到导尿管的价格，患儿家长可根据自身情况选择自家经济条件可承受的导尿管，医护人员可根据经验推荐他们觉得最合适的导管。对于婴幼儿导尿管的选择要格外细心，尽可能选择细小的导管，保护患儿尿道，防止损伤，增加患儿家长的信心以提高依从性。缺乏适当的培训也是 CIC 成功的一大障碍，对于婴幼儿患者，应对其家长进行培训，对于较大年龄患儿，家长和患儿要同时接受培训，有些人可能只需一次培训就可学会，而另一些可能需要多次培训才能掌握，这就需要有经验的培训人员花费足够的时间与患者进行沟通，向他们介绍各种类型的导尿管并演示导尿程序，训练环境要安静、私密，保护患者隐私和尊严。持续的专业支持和建议对患者的依从性至关重要，开始的时候要由指导者监督完成，对操作不正确的地方及时纠正，后期也要定期不断随访患儿使用 CIC 情况及遇到的问题，以确保患儿一直在使用正确的操作技术，并了解患儿排尿功能的改变，记录患儿的导尿日记，定期进行各种泌尿系统检查，为患儿调整导尿方案提供指导建议。

22. 儿童 CIC 的并发症

儿童 CIC 长期应用相对安全，并发症较少，国内外长期随访研究显示：专业治疗护理人员对 CIC 患儿及家属的教育在患儿膀胱、肾脏功能的保护方面至关重要。Faure 等对 60 名男性 CIC

患儿长期随访（8.2±1.4）年的研究发现，CIC 对患者肾脏和膀胱功能的保护是有效、安全的，且在医护人员的教育下，患儿依从性较好。

（1）泌尿系统感染

UTI 是 CIC 患儿最容易发生的并发症，导尿时如发现尿液有恶臭味，明显浑浊，反复发热，尿道痛，会阴部不适，下腹坠痛或腰痛等症状时，提示可能出现了 UTI。轻者适当多饮水并缩短导尿间隔即可缓解，重者需口服或静脉滴注、抗生素控制感染，必要时留置尿管直到症状消失。CIC 虽然会有一些 UTI 等并发症，但与留置尿管相比更为安全和可靠。

由于细菌在导管插入过程中通过导尿管内腔（导尿管的内表面）或导尿管外层进入膀胱，可能会形成菌尿，但容易治疗，经过定期及时导尿，膀胱内的细菌会不断减少、稀释，不足以出现破坏膀胱黏膜的感染，无症状性菌尿更为常见，而伴高热或肾盂肾炎的少见，不会对 CIC 治疗造成严重后果。

导尿频率过低，间隔时间长，可导致膀胱过度扩张，长时间尿潴留可提高 UTI 的风险。因此，患儿及照顾者可记录导尿日记，按计划定期排空膀胱，降低由尿潴留和菌尿引起的 UTI 风险。饮水量过少，患儿生成尿液减少，会使排尿次数减少，尿液在膀胱内残留时间延长，或导尿时没有完全排空膀胱内尿液，就容易给细菌的增殖提供合适环境，因此要均匀适当饮水，但要避免过度饮水，晚饭后避免摄入液体，且导尿时要保持耐心，保证膀胱充分引流。CIC 技术不规范，可污染导尿管，误将细菌带入膀胱造成 UTI，因此要规范培训导尿者导尿技术，开始导尿前双手应彻底清洗干净，生殖区和会阴区每天都要用肥皂水彻底清洗干净，避免接触导尿管尖端，避免让导尿管接触其他平面，对于导尿管插入困难的患儿用润滑剂涂抹导尿管。自身免疫功能低下，或合并其他基础疾病都可能会使患儿增加 UTI 的风险，因此要提高自身的身体素质，提高免疫力。患儿需要定期行尿常规、尿培养等泌尿系统检查，做到早发现，早治疗，减少并发症的损害。

（2）尿道损伤

患儿的尿道比成人更细嫩，反复的插管拔管有可能损伤患儿的尿道，导致尿道狭窄，尿道假道形成。短期内不易出现，但发生率会随着 CIC 时间延长而增高。插管时若发现导尿管或导出尿液中有血，只出现少量可能是尿道黏膜损伤，如果出血量大或出血不止应马上停止导尿，立即就诊。使用亲水涂层导尿管或经润滑充分的普通导尿管，可降低尿道狭窄或假道等损伤的风险，插管时保持动作轻柔。若出现尿道假道，可应用抗生素治疗，同时留置尿管引流，直到尿道假道治愈后再继续行 CIC。

（3）心理疾病

患儿长期进行 CIC 后，因为排尿方式与其他同龄儿不同，需要封闭的环境排尿，可能会产生自卑、自闭、焦虑症和抑郁症等心理疾病，由此变得更加孤僻，不善交际，甚至影响学习成绩。因此对于这些患儿，要定期评估他们的心理状况，积极引导他们融入周围的生活学习环境，家长应与学校老师沟通患儿的实际情况，在家长不在身边时，由老师负责监督管理患儿的导尿及心理状况。

23. 儿童 CIC 的宣传和教育

由于需要长期持续治疗，指导患儿的医护人员必须具备相应的能力、必要的知识和良好的态度，才能维持治疗并适应患儿及其家长所处环境的变化。因为儿童 CIC 多是由患儿家长或患儿自己操作，依从性较差，因此，做好宣教工作尤其重要。详细的患儿信息对 CIC 的成功进行也很重要，医生应首先评估患儿病情及家长对疾病及尿道解剖知识的了解程度，告知患儿及家长 CIC 的必要性及重要意义，然后向他们告知详细的操作方法和流程，根据家庭经济条件向他们推荐合适的导尿管，宣讲过程中要注意方式方法，宣讲环境要保护患儿隐私，并创造轻松的氛围。通过形式多种多样、内容丰富多彩的健康教育可以提高患儿的依从性，可以向患儿及家长提供相关的宣传单、下尿路解剖图、解剖模型等视觉辅助工具，最好可以向他们展示教学视频进行直观学习，教学视频对于学习 CIC 患儿来说是非常有帮助的，但是不能取代与医生面对面的交流学习。教学视频等技术的应用使专业人员之间能够分享知识，促进讨论，并鼓励患儿及家长参与。通过这些手段使患儿掌握正规的操作方式，对好的方面加以鼓励，对出现的问题进行分析纠正，建立患儿及家长的信心。有些患儿因为内心不接受 CIC 而不能正确认识自己的疾病，因此对患儿的心理进行教育，努力得到家长的支持，使家长参与其中，通过家长的配合，使患儿由被动接受 CIC 变成主动积极进行。可以向他们介绍成功的案例，建立病友群，促进患儿及其家长之间的交流，消除他们的紧张、害怕和忧虑情绪。同时，嘱托患儿提高身体素质，加强营养，增加免疫力。在 CIC 进行过程中，医生还应对患儿及家长就如何预防和发现 UTI 等潜在并发症、何时进行泌尿系统检查、如何收集尿标本及必要时获得治疗等方面给予建议。目前 CIC 的操作流程和具体的要求缺乏统一标准和指南，相关的宣教资料，尤其是教学视频还比较匮乏，需要进一步的研发；相关的患儿交流平台也较少，需要更多的改进。

综上所述，CIC 目前作为 ICS 推荐的排空膀胱的首选治疗方法，已经越来越广泛地用于临床。对 NB 患儿要早诊断，早治疗，早期进行 CIC，因此要做好 CIC 的宣传教育工作，根据患者的年龄、性格及家长的文化程度制定个体化的教育方案，根据患儿自身情况制定导尿间隔时间，配合饮水计划，记录导尿日记，坚持使用正确的 CIC 方法和流程，选择合适的导尿管，减少出现各种并发症的风险，定时进行电话或面对面随访，沟通患儿导尿遇到的问题并解决，定期进行尿常规、尿培养、泌尿系统超声、尿动力学等泌尿系统检查，根据病情变化情况及时调整 CIC 方案。CIC 有助于稳定上尿路，可以降低患儿对医护人员的依赖，提高患儿的独立性，有利于患儿回归家庭，融入社会，真正提高患儿的生活质量。但是如何提高患儿 CIC 的依从性仍然值得进一步探讨，未来也需要更多的关于 NB 患儿 CIC 长期疗效及并发症的前瞻性研究，为 CIC 的合理应用提供依据。

24. 儿童 CIC 常用表格

本节介绍一些常用的指导患儿及父母 CIC 的表格，以便于患儿父母照顾患儿。

父母需要为儿童记录每日的 CIC 情况，这样有利于医生了解患儿日常 CIC 情况，且可通过每次 CIC 导尿量对患儿肾功能、膀胱功能给予针对性的指导。具体记录方法可见表 6。

患儿父母应掌握常用的 CIC 知识，确保自己对 CIC 常见问题能正确处理，详见表 7。

表6 患儿CIC情况登记表

日期	时间	CIC尿量（mL）	尿布或裤子上尿湿量 （无；少量；中量； 大量）

表7　患儿父母应掌握的CIC的基本技能知识

1. 如何正确清洁双手
2. 掌握导尿管的种类和尺寸
3. 如何润滑导尿管及将导尿管插入尿道
4. 如何测量每次导尿量
5. 如何辨别患儿泌尿系统感染的症状
6. 了解什么时候需要就医

（王莉莉　刘欣健　整理）

参考文献

1. 文建国，李云龙，袁继炎，等．小儿神经源性膀胱诊断和治疗指南．中华小儿外科杂志，2015，36（3）：163-169．

2. STURM R M，CHENG E Y. The management of the pediatric neurogenic bladder. Curt Bladder Dysfunct Rep，2016，Ⅱ（3）：225-233．

3. TIMBERLAKE M D，KEM A J，ADAMS R，et a1．Expectant use of CIC i11 newborns with spinal dysraphism：Report of clinical outcomes．J Pediatr Rehabil Med，2017，10（3-4）：319-325．

4. WATANABE T，YAMAMOTO S，GOTOH M，et al．Cost-Effectiveness Analysis of Long-Term Intermittent Self-Catheterization with Hydrophilic-Coatedand Uncoated Catheters in Patients with Spinal Cord Injury In Japan．Low Urin Tract Symptoms，2017，9（3）：142-l50．

5. 王俊霞，吕宇涛，张瑞莉，等．清洁间歇导尿联合睡眠时留置导尿对神经源性膀胱患儿上尿路影响的研究．中华小儿外科杂志，2012，33（6）：455-457．

6. FAURE A，PEYCELON M，LALLEMANT P，et al. Pro and Cons of Transurethral Self-Catheterization in Boys：A Long-Term Teaching Experience in a Pediatric Rehabilitation Centre. Pediatric urology，2016，13（2）：2620-2628．

7. PRIETO J A，MURPHY C，MOORE K N，et al. Intermittent catheterisation for long-term bladder managementabridged cochrane review.Neurourol Urodyn，2015，34（7）：648-653．

部分（早晚）CIC 用于膀胱部分排空障碍患者

　　CIC 多用于无法排出足够尿液的神经源性膀胱患者，通过每天 4 ～ 6 次规律地由尿道或者膀胱改道插入一次性的导尿管排空尿液，使膀胱容量控制在安全容量、膀胱压力控制在安全压力范围内，避免长期膀胱高压引起上尿路扩张、输尿管反流、肾积水和肾衰竭等并发症。国际上推荐使用 CIC 作为不能充分和安全排空膀胱患者的首选治疗方法，特别是神经源性排尿功能障碍患者实现控尿的有效措施。根据现有的文献资料，CIC 的适应证很广泛，但是对于尚未完全丧失膀胱排尿功能的患者可以采用每天部分时间或仅在早上和晚上睡觉前进行 CIC（又叫早晚 CIC）。这些不必完全依靠 CIC 排尿的方法我们称为部分 CIC 或定时 CIC（selected time clean intermittent catheterization，STCIC）或早晚 CIC（morning evening CIC，MECIC），或早中晚 CIC（morning evening noon CIC，MENCIC）。STCIC 的目的是预防和治疗残余尿过多导致膀胱高压的一系列并发症（遗尿、尿失禁等）、保护肾脏和提高生活质量。用每天有限的导尿次数（2～3 次），既能控制排尿异常症状又能减少导管引起的 UTI。

25. STCIC 适应证

STCIC 的选择与否与患者的症状、排尿功能损害程度、尿动力学检查结果、患者是否合作等因素有关，而决定性因素包括：是否仍有一定的排尿能力、残余尿量（post voided residual，PVR）多少及是否有尿失禁、泌尿系统感染和上尿路扩张等异常。残余尿量大于 1/3 的膀胱最大容量或成人膀胱残余尿大于 150 mL 并出现反复 UTI、遗尿和 / 或遗尿增多、白天尿失禁等，而药物治疗无效者，都是 STCIC 的适应证。STCIC 能有效降低膀胱高压，故尿动力学检查显示膀胱高压（膀胱充盈末期逼尿肌压力 $> 30\ cmH_2O$），也应考虑使用 STCIC。STCIC 能有效解除膀胱内高压，避免膀胱长期高压和膀胱进行性纤维化，防止输尿管膀胱反流、上尿路扩张或肾积水等并发症。压力性尿失禁患者可以选择每天定时排空膀胱增加功能性膀胱容量，避免充盈性尿失禁，减少患者膀胱损害等并发症的发生并提高患者的生活质量。STCIC 的关键在于灵活运用导尿管，使膀胱容量保持在安全容量原则下排空膀胱，从而有效保护患者的膀胱和上尿路功能的同时最大程度提高患者的生活质量，降低完全靠 CIC 或长期留置导尿管引起的感染风险和免去患者随身携带尿袋的尴尬感，对患者的疾病起到过渡或替代治疗的作用。

（1）残余尿量增多

残余尿量增多指自然排尿后膀胱内仍有残余尿量，膀胱并没有把尿排干净。正常人能够完全排空膀胱使残余尿量为 0。正常新生儿和婴幼儿偶然可出现残余尿增多。因此，临床确定他们是否残余尿增多需要至少测定两次残余尿。随着年龄增加老年人膀胱功能减退，残余尿量会相应增加，但一般不应该超过 20 mL，否则，提示存在病理状态。残余尿增多常见于逼尿肌功能障碍、膀胱出口梗阻和手术后等。长期膀胱残余尿量增多，尿液积聚在膀胱内无法排出会导致尿路感染、膀胱结石等，长期膀胱内高压也可能导致上尿路扩张，膀胱输尿管反流甚至肾积水等，也可能引起一系列的下尿路症状如尿潴留、遗尿、尿急、尿频、尿失禁等，以及腹胀、下腹部不适等症状。残余尿增多常见原因如下。

①逼尿肌功能障碍：如逼尿肌无力或逼尿肌低张力，使得膀胱没有足够的动力和持续力排空尿液，多见于神经源性病变或者先天疾病，如中风、帕金森综合征、多发性硬化和糖尿病、外伤或其他疾病导致的脊髓病变，儿童多见的脊髓脊膜膨出和后尿道瓣膜等。

②膀胱出口梗阻：尽管逼尿肌功能正常或只是稍减弱，但由

于膀胱出口的梗阻使尿液排出受阻仍会导致残余尿量增多，多见于前列腺增生、女性高膀胱颈、尿道狭窄和尿道瓣膜等。男性尿道狭窄多由于良性前列腺增生，以及持续感染、前列腺电切术或前列腺根治术后导致的尿道生理性结构改变所致。女性则可能因为先天性的解剖结构异常如高膀胱颈使膀胱排空不完全，由于女性阴道和尿道毗邻，部分女性生育后子宫脱垂也会出现尿道弯折等结构异常从而使得排尿功能障碍。

③逼尿肌括约肌协同失调：指逼尿肌收缩时外尿道括约肌的不随意收缩，它可引起排尿障碍，并可导致输尿管反流性肾病和肾功衰竭等，多见于脊髓损伤患者。以往的解痉药物治疗多不理想，配合 CIC 可以减少并发症的发生。

④术后导致的排尿功能障碍：任何治疗尿失禁的手术都有导致膀胱排空障碍的风险，急性尿潴留也多见于术后，特别是使用硬膜外麻醉的手术。治疗压力性尿失禁的手术如各种吊带术、阴道悬吊术和筋膜悬吊术等均有术后发生尿潴留风险，所以术前尿动力关于逼尿肌功能的测试可以有效评估尿失禁手术后排尿功能障碍的发生情况。其他的手术如膀胱重建术、改道术等。带有阀的膀胱或膀胱替代物可以在平时关闭而在需要 CIC 时开启并插入导尿管，从而实现尿液的排出。

（2）充盈性尿失禁

充盈性尿失禁是指由于尿道梗阻（尿道狭窄、膀胱颈痉挛和前列腺增生等）和膀胱收缩无力等原因导致慢性尿潴留，膀胱在过度充盈的情况下膀胱内压力超过正常尿道括约肌的阻力，尿液从尿道不受控制地溢出。临床上表现为尿失禁、夜尿增多和晚上遗尿等。长期升高的膀胱内压可造成上尿路梗阻而损害肾功能。临床常见病因有前列腺增生和神经源性膀胱等疾病。充盈性尿失禁因为长期膀胱处于充盈状态（残余尿增多），泌尿道很容易发生感染和结石。

充盈性尿失禁原因很多，如神经源性膀胱、前列腺增生或膀胱颈痉挛或尿道狭窄引起的尿潴留、不稳定膀胱、妇女绝经后盆底肌肉张力减弱或者分娩后子宫脱垂膀胱膨出导致的括约肌功能减弱、各种盆腔手术等。此类尿失禁可以使用 CIC 配合饮水计划实现膀胱的规律排空，从而缓解患者尿失禁的窘迫处境。如果患者仍有部分排尿功能，通过药物或者手术治疗效果不佳时可以考虑采用 STCIC 治疗。常用的方法是每天早、中、晚三次导尿法，即晚上睡觉前、早上起床后和中午午休前进行 CIC，其他时间鼓励自行排尿和多次排尿。

26. STCIC 注意事项

1）STCIC 的频率决定于排尿功能障碍的程度、对生活质量的影响，频率－容积图、膀胱功能容量、超声扫描残余尿量等综合的评估。原则是避免膀胱容量超过 400～500 mL。导出的尿量少于 100 mL 或者大于 500 mL 时要考虑调整导尿频率和间隔或饮水量，制订每天最少和最方便的导尿计划。

2）尿动力检查可以提供指导。通过尿动力检查可以评估患者的逼尿肌功能、膀胱容量、反流、尿失禁类型等。

3）记录排尿日记并定期到门诊复查是及时调整导尿方案保证患者膀胱安全的要点，长期的坚持和警觉是实现成功运用 CIC 的关键。

4）STCIC 的关键是在详细评估后灵活制订定时的排尿计划，需要在专业泌尿科医师的指导下灵活运用 CIC 辅助疾病的治疗和康复。

27. 定时 CIC 的案例

案例一：男性，60 岁，以"尿频、尿急、尿不尽 3 年，伴下腹不适和遗尿 2 天"门诊就诊，行腹部彩超、前列腺指检、尿液和前列腺液常规等，提示前列腺增生、泌尿系统感染、残余尿量约 200 mL，右肾轻度积水，前列腺炎。曾经口服治疗前列腺增生药物无效。患者可以自行排尿，但是 2 天前患者突发尿量减少，排尿困难。

治疗建议：控制感染后行手术治疗解除梗阻。患者拒绝留置导尿管，遂建议每天定时 CIC，晨起和晚上睡眠前各进行 CIC 一次，控制饮水及药物治疗 2 周后再次评估是否可以行手术治疗。

案例二：男性，58 岁，因车祸导致"T10 椎体粉碎性骨折伴完全脱位"，2 个月前行"T10 椎体骨折伴脱位复位 + 内固定术"。现在可佩戴胸腰托支具双手扶持下坐数小时，但不能站立、行走；部分排尿但尿量较少。行腹部超声检查示："膀胱残余尿量增多约 210 mL，无输尿管膀胱反流，无肾脏损伤。"尿动力学检查提示逼尿肌无收缩，膀胱充盈至 500 mL 时逼尿肌压力升至 40 cmH$_2$O，发生充盈性尿失禁。能腹压排尿，但是排尿后残余尿较多，和 B 超测定的残余尿一致。

治疗建议：每天定时 CIC，晨起和晚上睡眠前各进行一次 CIC。其他时间，鼓励患者腹压排尿。记录排尿日记，了解饮水和排尿规律，寻找安全膀胱容量下的合理腹压排尿间隔时间。定期随访和泌尿系统 B 超检查。

案例三：女性，8 岁，以"夜间自幼遗尿"就诊，患儿白天无尿失禁。自诉能自行排尿。患儿出生后曾因先天性脊髓脊膜膨出行手术治疗。遗尿药物治疗 2 个月未见明显好转。B 超检查显示膀胱壁欠光滑，残余尿 100 mL，肾脏未见明显异常。

诊断和治疗建议：该患儿为脊柱裂引起的神经源性膀胱，因此建议诊断和治疗措施为：①影像尿动力学检查评估逼尿肌和括约肌情况、膀胱顺应性及有无膀胱输尿管反流等；②禁止憋尿和鼓励多排尿，如课间一定去厕所排尿，饭后 1 小时内一定排尿等；③每天定时 CIC 即晨起和晚上睡眠前各进行一次 CIC；

④根据尿动力学检查结果调整治疗方案；⑤尿常规排除泌尿系统感染；⑥记录排尿（导尿）日记，指导 CIC。

总之，STCIC 是 CIC 的组成部分，主要适用于仍能自主排尿（或腹压排尿）但是残余尿明显增多，尤其伴有尿失禁和反复 UTI 病史及药物治疗无效的患者。STCIC 主要指晚上睡觉前和晨起时各进行一次 CIC。用有限的导尿次数治疗显著的残余尿增多及其引起的充盈性尿失禁和泌尿系统感染，预防上尿路损害，为膀胱功能的恢复创造条件。

（吕 磊　范毛川　整理）

参考文献

1. VAHR S, COBUSSEN-BOEKHORST H, EIKENBOOM J, et al. Catheterisation, Urethral intermittent in adults//Evidence-based Guidelines for Best Practice in Urological Health Care. Arnhem EAUN Office, 2013.

2. SHELDON P. Successful Intermittent Self-Catheterization Teaching：One Nurse's Strategy of How and What to Teach. Urologic Nursing, 2013, 33 (3)：113-117.

3. 张国贤，何翔飞，张艳，等 . 神经源性膀胱患儿清洁间歇导尿致复发性尿路感染的危险因素 . 中华实用儿科临床杂志，2018，33 (11)：812-815.

4. 文建国，李云龙，袁继炎，等 . 小儿神经源性膀胱诊断和治疗指南 . 中华小儿外科杂志，2015，36 (03)：163-169.

CIC 配合尿流改道有效解决尿控难题

CIC 是瘫痪膀胱患者常用的排空膀胱的方法。对经尿道进行的 CIC 目前已经有了清楚的流程和指南。但对于特殊情况如尿流改道的患者进行 CIC 排空膀胱仍然需要加强指导和培训。CIC 配合尿流改道能有效解决这类患者的尿控难题。现就尿流改道术后进行有关 CIC 培训和操作要点进行介绍。

28. 尿流改道手术

尿流改道术是指由于各种原因导致尿液需要从新建立的通道排出体外的手术方法，常见的有：① Mitrofanoff 法：将细小的管道（如阑尾）固定于膀胱或储尿囊肠管的黏膜和肌层之间，如无阑尾、输卵管及输尿管可用，可取一定长度的回肠缝成一个适当管径的输出道，连接膀胱和腹壁之间；② Kock 法：将回肠做成套叠样人工瓣膜；③ Indiana 法：回盲瓣用于膀胱扩大和尿流改

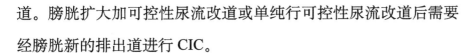

道。膀胱扩大加可控性尿流改道或单纯行可控性尿流改道后需要经膀胱新的排出道进行 CIC。

一般对于阑尾代尿道的手术要从脐部导尿，虽然导尿方法和普通的经尿道导尿有所不同，但是更方便。要很好地进行经脐部阑尾通道导尿就要先了解阑尾代尿道手术。在膀胱外翻、神经源性膀胱、膀胱切除术后进行膀胱扩大或重建常会应用原位阑尾输出道可控性盲升结肠膀胱术，常用阑尾或回肠从脐部或上腹部造口。现以 Mitrofanoff 法为例介绍手术过程，使我们更好地理解新建膀胱输出道的解剖和功能。

Mitrofanoff 手术过程：手术取下腹部正中切口，找到阑尾后游离阑尾附带 3 ～ 4 cm 的盲肠壁，如果不能用阑尾可以选用回肠，游离 2.5 cm 回肠，纵行切开后横行包绕 16 Fr 硅胶管，用可吸收线间断缝合，制成长 7 cm 的管道（Monti 管）。将 Monti 管一端植入储尿囊内，另一端固定于皮肤。Monti 管植入新膀胱黏膜下层，做隧道式吻合达到控制尿失禁功能。新的储尿囊可以用回肠或结肠制作成球形的新膀胱。这样新的尿道是由阑尾或回肠制作的 Monti 管形成，一端开口在脐部或更高位置，主要是方便导尿，一端开口在新膀胱的黏膜下，长度为 7 ～ 10 cm，路径是从脐部经皮下穿腹直肌到腹腔再到膀胱黏膜下。这时尿液可以在新膀胱或原膀胱中储存但不会从新的通道流出。排尿时需要从新的可控性通道插入尿管排尿。这时就需要 CIC。

为了实现可控性尿流改道，一般需在尿流改道的基础上行可插入导管的"VQZ"造口术。"VQZ"（V 形 - 四边形 -Z 形）造口术适用于进行皮肤造口的 Mitrofanoff 手术或结肠造瘘手术，这种造口术较直接的皮肤造口有更多优越性，第一，它比较隐蔽，不引起人的注意；第二，它没有暴露黏膜，保护了黏膜；最后，黏膜皮肤的接界处是一个非常长的缝合区，而这个缝合区并非是环状的，因此降低了造口狭窄的风险。

"VQZ"造口术的制作方法主要包括如下步骤：①切开皮肤与皮下组织形成一 V 形皮瓣。确定皮瓣的位置非常重要，要使 V 形皮瓣底部而非顶部位于计划造口的位置。V 形皮瓣的垂直轴线应该与阑尾在体表的投影线成较小的侧角；②提起 V 形皮瓣，分离腹壁肌肉形成了较大裂隙，将阑尾从中引出；③在切口闭合完成之后，阑尾被拉出切口之外并沿其对系膜缘切开；④把 V 形皮瓣插入阑尾裂孔并用 5-0 缝线缝合；⑤完成 V 形皮瓣的插入之后，从 V 形皮瓣腹壁缺损的上缘制作一四边形皮瓣。如果腹壁有疤痕则需要一个附加的内侧 Z 形造口术的方法来减小张力。

不可控性尿流改道常因尿控问题及黏膜外翻等并发症不被患者或家长接受。可控性尿流改道术显著改善了尿失禁的治疗效果。可控性尿流改道术的长期效果依赖于皮肤吻合口通畅，输出道在皮肤和贮尿囊之间应直行，不能出现锐角弯曲；同时对于从未经尿道排尿或从未自行插入过导管者，最好将造瘘口放在最易操作的部位。Mitrofanoff 法尿流改道术结合"VQZ"造口术实现了尿流改道的可控性，避免了黏膜外翻和尿液的外溢，有利于导尿，实现了可控性尿流改道的目的。

从 Mitrofanoff 法尿流改道术我们可以看到新建的尿道路径从皮肤造口处到新膀胱内是十分平直的，按道理通过新尿道插尿管导尿是十分容易的，但由于这是新制作的尿道和正常尿道是不同的，所以我们进行 CIC 时需要注意以下几点。

29. 可控性尿流改道术后 CIC 注意事项

1）出院前患者、家属及护理者应在医院进行尿流改道术后 CIC 操作培训，并且掌握尿流改道术后的 CIC 方法。

2）操作时最好戴手套，特别是非家属操作时，手套应选择不含硅胶手套，因为硅胶手套接触皮肤后容易引起患者过敏。

3）通过造瘘口经新尿道向新膀胱插尿管时会有两个阻力，一个是经过腹直肌段时，因为这段有腹直肌包绕新尿道，就像尿道外括约肌，通过时会有一定的阻力，我们缓慢地稍加推力一般都可以通过；另一个是在膀胱黏膜下段，这段是为了防止不插尿管时尿液流出膀胱的，相当于尿道的内括约肌，通过时也会有一定的阻力，我们缓慢地稍加推力一般也可以通过，这样尿管就到达新膀胱了。

4）有时脐部膀胱造瘘口会出现狭窄，这时我们可以自己试着用较硬的导尿管扩张一下看是否可以把导尿管插进去，如果不行我们需要到医院泌尿外科进行造瘘口扩张后再进行 CIC。

5）有时新尿道中段会出现折叠或憩室导致尿管不能顺利插入，这时我们不能自行用暴力插管，这样会导致新尿道损伤，我们要到医院泌尿外科在内镜下进行尿道插管，必要时还需要进行手术重新修复尿道。

6）因为新膀胱收缩力很弱，我们需要调整尿管的深度及变换体位才可以将新膀胱中的尿液尽可能多地导出。

7）因为新膀胱是肠道制作的而肠道黏膜会分泌黏液，所以有时新膀胱中会有黏液沉淀，我们可以通过尿管用生理盐水冲洗清除膀胱中的黏液。

30. 可控性尿流改道术后进行 CIC 的操作要点

1）准备用品，患者或护理者准备合适尺寸和类型的导尿管、排尿容器、清洁剂、毛巾、手套及根据需要的其他相关物品。尿管可根据皮肤造口大小选择（一般为 10~16 Fr），如果所选尿管不能插入皮肤瘘口，可以换用小型号的尿管。

2）选择一个舒适且合适的体位。要求 CIC 周围环境清洁，离卫生间较近，如果是婴幼儿要有婴幼儿尿布台。因为造瘘口一般在脐部或上腹部，所以可以选择坐位、半卧位、卧位。总体原则是：CIC 的环境要清洁卫生，患者体位要舒适又方便导尿操作，导尿后尿液要方便倾倒到卫生间。

3）用肥皂和温水洗手后在清洁的桌面或平面上准备耗材（如尿管、手套）。也可以在桌面上铺上干净的布单准备耗材。

4）患者准备：对于儿童，可以让他们躺在平坦的桌面或床面上，并将导管放入容器中，或者让他们坐在马桶上或附近。成人可以正常站立或坐在马桶上。

5）暴露区域并清洗：患者选择好合适体位后，用肥皂和清水或无刺激气味的消毒液擦拭清洁造口和周围区域 2 ～ 3 遍，擦洗顺序为先擦洗造瘘口再擦洗造瘘口周围皮肤。

6）轻轻插入导管直到尿液开始流出，待尿液流出后将尿管再向内插入 3 cm，当无尿液流出后可双手轻压膀胱区直至无尿液流出膀胱为止（图 28）。

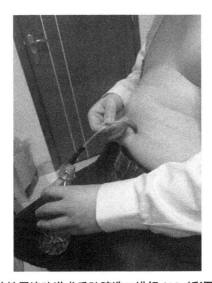

图 28　可控性尿流改道术后肚脐造口进行 CIC（彩图见彩插 5）

7）患者 CIC 结束后轻柔地拔出尿管，然后再次用肥皂和清水或无刺激气味的消毒液擦拭清洁造口和周围区域 2 ～ 3 遍，擦洗顺序为先擦洗造瘘口再擦洗造瘘口周围皮肤。然后把用过的物品清理好，用肥皂和水洗手，CIC 结束。

8）尿流改道术后 CIC 时间间隔：尿流改道术后 6 周内患者需带尿管持续引流储尿囊内尿液，每天用生理盐水冲洗储尿囊 2 次。开始自行插入导管后，可改为每周冲洗 2 次。如恢复顺利，第 10 天开始夹膀胱造瘘管进行扩张储尿囊，扩张贮尿囊从半个小时开始，逐渐延长夹管时间，无痛觉耐受 400 mL 的容量时拔管，并开始自行插尿管。导管最初 2 小时插一次，逐渐延长到 3 小时、4 小时，夜间要持续引流。贮尿囊容积达 600 ～ 800 mL 时，夜间可以不插管。为了减低感染发生的危险，建议患者至少每 4 ～ 6 小时插管一次。

31. 尿流改道患者出院前 CIC 培训

可控性尿流改道术后的 CIC，患者、家属及协助操作人员出院前应进行出院前的 CIC 培训，这样可以使患者、家属及协助操作者能正确安全地进行 CIC 并且提高 CIC 依从性，从而降低患者肾脏损害发生率。

出院前一般通过视频、会议、讲课等方式对患者、家属及操作人员进行培训。培训内容一般包括：饮水量及时间培训，饮水每次约 500 mL，饮水时间在早 6 点至晚 8 点，每次间隔 3 h 左右，排尿 1 h 后饮水 1 次，对于含水的食物，如汤、粥等进行记录；间歇导尿时间培训，在晨起前、餐前及睡前进行 CIC，排尿后 4～6 小时行导尿，将残余尿排尽。患者出院时还应告知患者及家属随访时间。

总之，为了保证膀胱扩大，可控性尿流改道术后顺利进行新尿道的 CIC，要先了解手术方式，了解尿道的走形，这样可以做到心中有数地进行 CIC。在这个过程中如果遇到困难随时找专科医师进行解决。另外，进行尿流改道手术后出院前要对患者及陪护人员进行 CIC 的专门培训，使患者及陪护人员出院前掌握 CIC 的操作，为患者在家更好地安全顺利完成 CIC 打下基础。

（何育霖　蒲青崧　整理）

参考文献

1. 苏凌耘. 间歇性导尿在神经源性膀胱中的应用进展. 当代护士（下旬刊），2015（03）：22-25.

2. STEIN R，BOGAERT G，DOGAN H S，et al. EAU/ESPU guidelines on the management of neurogenic bladder in children and adolescent part I diagnostics and conservative treatment. Neurourol Urodyn，2020，39（1）：45-57.

3. 高亚，文建国 . 可控性尿流改道术 . 小儿泌尿外科手术图谱 . 郑州：郑州大学出版社，2005：115-135.

4. 文建国，王庆伟 . "VQZ" 造口术 . 小儿泌尿外科手术图谱 . 郑州：郑州大学出版社，2005：136-140.

5. RENSING A J, SZYMANSKI K M, MISSERI R, et al. Radiographic abnormalities, bladder interventions, and bladder surgery in the first decade of life in children with spina bifida. Pediatr Nephrol, 2019, 34 (7)：1277-1282.

CIC 辅助治疗 SNM 患者

随着医学技术的发展，骶神经电刺激（sacral nerve stimulation，SNS）也称为骶神经调节（sacral neuromoduation，SNM），成为治疗排尿功能障碍的另一新技术。SNM 治疗排尿功能障碍这一概念的形成可以追溯到 20 世纪 60 年代，随着心脏起搏器的应用取得成功，人们试图通过电刺激驱动身体其他器官的工作热情开始高涨。1979 年 Schmidt 等在美国开展了 SNM 的动物实验，1981 年又率先启动了 SNM 的临床研究计划。在欧洲，1994 年 SNM 通过了欧洲共同体的认证，并应用于临床；同年 Matzel 等报道了 SNM 应用于大便失禁患者的成功经验。在美国，1997 年 FDA 批准了 SNM 用于治疗急迫性尿失禁，1999 年又批准了用于治疗尿频－尿急综合征和尿潴留。经过学者们不断地努力和尝试，在过去的十几年中，SNM 经历了巨大的技术更新，包括倒刺电极、术中 X 线透视技术及小型刺激器的应用。2006 年

Interstim Ⅱ刺激器在欧美应用于临床，Interstim Ⅱ刺激器的体积和质量都比 Interstim Ⅰ刺激器减少 50% 以上，且可以直接与电极连接，无须使用延伸导线，使永久植入更简单，更微创。随着 SNM 治疗多种顽固性排尿障碍方面获得成功，该技术的优势也逐渐显现出来，使得越来越多的泌尿外科医生开始重视该技术，由此 CIC 的很多适应证被 SNM 取代，或者 CIC 同 SNM 两者结合在一起发挥各自的优势。SNM 在 CIC 患者中的应用不仅可以增加患者自主排尿的能力，减少患者残余尿量，而且可以延长 CIC 的导尿间隔，提高患者的生活质量。

现介绍 CIC 辅助治疗 SNM 的患者。

32. 骶神经电刺激的作用机制

SNM，俗称"膀胱起搏器"，是利用介入技术将低频电脉冲连续施加于特定骶神经，以此兴奋或抑制神经通路，调节异常的骶神经反射弧，进而影响并调节膀胱、尿道 / 肛门括约肌、盆底等骶神经支配靶器官的功能，从而达到治疗效果的一种神经调节技术。

下尿路的储尿及排尿功能依赖一系列极其复杂的神经反射调控下的膀胱 - 尿道活动，大脑、脑干、脊髓和周围神经 / 神经节通过盆神经，腹下神经和阴部神经构成多级调控系统，以协调下尿路活动。下尿路功能神经控制的复杂性也决定着下尿路功能障碍病因的多样性及治疗的复杂性。SNM 技术通过将刺激电极经骶神经孔进入骶前而贴于相应的神经分支，通常为 S3 骶孔，对 S3 神经进行脉冲式弱电刺激，从而改善膀胱逼尿肌、尿道括约肌和盆底肌肉的功能。SNM 对下尿路功能障碍影响的机制如下。

OAB 患者中，SNM 通过刺激骶神经的躯体传入成分抑制膀胱传入活动，阻断异常感觉向脊髓和大脑的传递；抑制中间神经元向脑桥排尿中枢的感觉传递；直接抑制传出通路上的骶副交感节前神经元；还能抑制膀胱 – 尿道反射，关闭膀胱颈口。这种机制阻止非随意排尿反射（反射排尿），但并不抑制随意排尿。

在非梗阻性尿潴留患者中，SNM 能帮助患者重塑盆底肌功能，获得盆底肌的松弛，启动排尿；同时能够抑制过强的保护性反射，关闭尿道的兴奋作用，促进膀胱排空。

在神经源性膀胱患者中，SNM 能通过阴部神经传入来抑制膀胱副交感节前神经元、盆神经向膀胱的传出；能激活脊髓中协调膀胱和括约肌功能的中间神经元，排空膀胱；能抑制由 C 纤维传导通路介导的膀胱过度反射。

在间质性膀胱炎 / 盆底疼痛综合征患者中，SNM 能减少盆底肌的过度活动，减轻间质性膀胱炎的症状，使表皮生长因子和抗增殖因子的水平恢复正常；阻断非正常的 C 纤维活动，抑制脊髓和脊髓上的异常排尿反射。

33. 骶神经电刺激的手术步骤

SNM 分为两个阶段：第一阶段为骶神经调节体外体验治疗；第二阶段为骶神经刺激器永久植入。体外体验治疗阶段是让临床医生及患者了解装置对于患者的临床效果，若患者的各项临床指标如日均残余尿量、日均次尿量、最大次尿量与日均排尿次数等改善超过 50%，或患者满意就可将永久刺激系统植入体内。

体外体验治疗阶段：患者取俯卧位，腰骶部垫高。术前采用十字定位法定位 S3 神经孔，并予以标记；局麻下在标记点上方约 2 cm 处进针，注意穿刺针与皮肤成 60°穿入，穿入相应骶孔时有落空感，后连接临时刺激器，测试患者的运动应答及感觉应答，以明确穿刺部位是否正确，同时术中可随时拍摄 X 线明确穿刺针位置及深度；测试无误后，埋入自固定电极，将电极通过皮下穿刺通道器引入一侧臀部皮下脂肪处，扩张皮下囊袋，将延长导线与电极尾端相连，延长导线通过皮下隧道穿出体表，同时与体外刺激盒相连；后根据患者体验期症状改善程度及患者本身意愿，决定是否进入永久植入阶段，术后使用抗生素预防感染（图 29）。

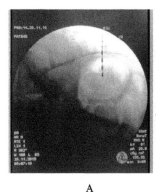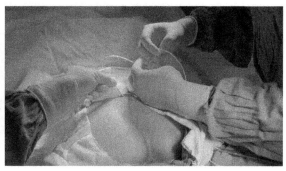

A   B

图 29　骶神经刺激器穿刺位置及深度（A）和肛门应答（B）

永久植入阶段：局麻下取左侧臀部外上囊袋区切口，找出电极线与延长线的连接并解开，抽出延长线；在切口肌筋膜上钝性扩张囊袋，将电极线与永久刺激器连接，并将线放置于刺激器之下，注意电极 LOGO 面向皮肤，参数调试理想后，将刺激器固定于囊袋下并关闭切口，术后使用抗生素预防感染。

33. 骶神经电刺激的临床应用

1）适应证：SNM 可应用于各种难治性下尿路功能障碍。目前美国 FDA 批准的适应证为：①难治性急迫性尿失禁、顽固性尿频、尿急综合征（也称难治性 OAB）；②特发性尿潴留；③排便功能障碍，如大便失禁。难治性是指药物等保守治疗无效或无法耐受治疗的不良反应；特发性是指非梗阻性、非神经源性，病因尚未明确。

2）相对适应证：有研究证据表明，SNM 对神经源性膀胱、盆底疼痛综合征、间质性膀胱炎，以及慢性便秘均有一定的疗效。但需要大样本前瞻性研究及长期随访进一步证实。

34. CIC 和 SNM 在治疗排尿功能障碍患者中的应用

神经源性下尿路功能障碍的临床症状复杂，常同时合并肠道、勃起功能障碍，给治疗的选择和评估带来麻烦。最初 NB 并不被认为是 SNM 的适应证。后有研究发现，SNM 在 NB 患者中也能取得很好的疗效。2010 年欧洲泌尿杂志上发表了一篇关于 SNM 治疗神经源性下尿路功能障碍的系统回顾和 Meta 分析。文章筛选了 26 个独立的研究，共 357 例患者。体验治疗阶段的成功率为 68.0%，不良反应发生率为 0；永久置入后平均随访 26 个月，成功率为 92.0%，不良反应发生率为 24.0%。中国康复研究中心北京博爱医院泌尿外科作为国内最早开展此技术的单位之一，在 SNM 治疗 NB 方面也具有丰富的经验，总结了近十年的经验，共对 40 例 NB 患者进行了 SNM 治疗，其中合并多种症状者 33 例。经过 1 ～ 3 周的评估，对尿频尿急症状的有效率达到 59.1%，对尿失禁症状的有效率为 72.2%，对排尿困难症状的有效率为 22.2%，对便秘的有效率为 68.8%。最终，有 20 例患者选择了永久植入。其中，有 12 例合并多种症状的患者并不是所有症状都得到改善，包括 10 例患者的排尿困难没有明显改善，残余尿量仍然多，但是尿频、尿急、尿失禁及便秘得到改善，此类患者仍然需要 CIC 排空尿液；有 2 例患者只改善了便秘症状。

对于 SNM 治疗 NB 患者，尽管有些患者排尿困难有所减轻，残余尿量减少，也仅是因为尿道阻力变小，仍然需要 Valsalva 排尿。北京博爱医院研究发现 1 例患者测试阶段急迫性尿失禁、尿频、尿急、排尿困难及便秘均改善 ≥ 50%，但 1 年后出现左侧膀胱输尿管反流，是因为长期腹压排尿引起。Wyndaele 等报道，有超过 40.0% 使用 Valsalva 动作的患者会出现尿液反流。因此骶神经刺激可以减轻尿失禁、尿频、尿急、排尿困难及便秘的同时可以进行 CIC，以避免长期 Valsalva 动作引起的膀胱输尿管反流，既改善了神经源性膀胱储尿期的症状，又可以低压排尿保护上尿路功能。Lombardi G 等报道，8 例不完全脊髓损伤的尿潴留患者，进行 SNM 后，每次排尿量明显增加，每天的导尿次数明显减少，尿动力结果显示上尿路是安全的。对于一些尿潴留患者永久 SNM 置入后，如果尿动力学检查证明此种方式对上尿路不安全，可以同时尝试 CIC 的方式排空尿液。另外，对于神经源性膀胱逼尿肌过度活动患者，SNM 可以明显减少患者尿急、尿失禁的次数，降低膀胱内压，改善膀胱顺应性，对于这些患者也可采用 SNM 结合 CIC 的方法来重建储尿和排尿功能。

徐智慧研究发现与 CIC 治疗逼尿肌无力症的患者对比，

SNM 治疗逼尿肌无力症的排尿次数、夜尿次数、残余尿量、最大逼尿肌收缩压、逼尿肌有效收缩时间改善程度明显升高。但其选择的患者并不是逼尿肌完全无收缩的患者，其中部分患者膀胱本身具有一定的收缩力，SNM 治疗后最大逼尿肌收缩压力得到改善，因此残余尿量也相应减少。Lombardi G 研究发现一些尿潴留患者进行 SNM 后效果不好的原因可能和上运动神经元、下运动神经元损伤位置相关，中期和远期随访发现下运动神经元损伤的患者因其会阴区域感知的明显降低或者完全丧失，导致膀胱应答时会阴反射缺失，致使这些患者在进行 SNM 治疗后临床获益更少，因此这些患者更适合进行 CIC 排空膀胱。

研究发现 NB 患者的各种症状中，SNM 测试阶段排尿困难的改善率明显低于尿频、尿急、尿失禁及便秘，这不同于非神经源性膀胱患者人群中的疗效分布。在非神经源性膀胱患者中，70%～83%尿潴留患者能够获得≥50%的改善。因此，NB 患者排尿困难的原因与非神经源性患者不同。非神经源性尿潴留的原因可能是盆底过度活动及中枢对盆底控制的丧失，SNM 可能通过引导患者重建盆底功能，抑制尿道的保护性反射，从而促进膀胱排空，而不是直接去诱发逼尿肌的收缩。然而神经源性膀胱患者的排尿困难源于逼尿肌括约肌协同失调和逼尿肌收缩力减弱，因此 SNM 治疗效果会降低。

无论选择 SNM 治疗还是 CIC，或者两者联合治疗各种排尿功能障碍患者，临床医生应严格考虑其适应证，最终目的是能够有效地排空膀胱，保护患者上尿路安全，改善患者生活质量。

（张　艳　王庆伟　整理）

参考文献

1. JAN G，JÜRGEN P，DIAZ DAVID C，et al. Summary of European Association of Urology（EAU）Guidelines on Neuro-Urology. European urology，2016，69（2）：324-333.

2. 陈国庆，宋勇，丁留成，等．骶神经调节术临床应用中国专家共识．中华泌尿外科杂志，2014，35（1）：1-5.

3. 徐智慧，魏海彬．骶神经调节技术在排尿功能障碍治疗中的应用与进展．山东大学学报（医学版），2018，56（3）：29-33.

4. 孟令峰，张威，张耀光，等．骶神经调控术治疗男性特发性排尿困难的初步临床结果．中华医学杂志，2019，99（34）：2675-2680.

5. 陈国庆，廖利民．骶神经调节在神经源性膀胱中的应用．临床外科杂志，2016，24（2）：102-104.

6. LOMBARDI G，NELLI F，MENCARINI M，et al. Clinical concomitant benefits on pelvic floor dysfunctions after sacral neuromodulation in patients with incomplete spinal cord injury. Spinal Cord，2011，49（5）：629-636.

尿动力和排尿（导尿）日记是指导精准 CIC 的有效方法

　　如何个体化选择 CIC 频率是进行 CIC 治疗过程中面临的问题。膀胱顺应性好的成人患者 CIC 一般每 4 ~ 6 h 进行一次，过频和过少都会增加感染和损伤机会。但是，膀胱顺应性差的患者，为了保证膀胱安全导尿压力（< 30 cmH$_2$O），导尿频率可能需要增加。如果在能自主（或依靠腹压 /Crede 动作）排尿的情况下，若连续一段时间内残余尿小于 100 mL 或小于最大膀胱容量的 10% ~ 20%，可延长 CIC 的间隔时间。无论想了解膀胱压力还是排尿情况，都离不开尿动力学检查和排尿（导尿）日记。尿动力（urodynamics，UDS）测定可提供各种参数，帮助把握 CIC 适应证并指导"精准 CIC"和疗效评估。对于尚有部分自主排尿功能的患者，按照固定格式记录排尿日记和导尿日记可以动态评估疗效，对精准 CIC 有指导意义。不同年龄的儿童膀胱容量差异

大，不能仅靠膀胱残余尿量（post-void residual，PVR）一个标准进行 CIC 的评估，尿动力和排尿（导尿）日记对儿童 CIC 评估更为重要。

35. 尿动力检查对 CIC 的指导意义

尿动力检查分无侵入性和微侵入性两种。无侵入性的尿流率 −B 超残余尿量测定方法便捷，可指导 CIC 频次及间隔时间。微侵入性的压力 − 容积和压力 − 流率测定（CMG/PFS）等可通过测定最大膀胱测压容量（maximum cystometric capacity，MCC）、膀胱顺应性（bladder compliance，BC）、是否有充盈期逼尿肌过度活动（detrusor overactivity，DO）、排尿期逼尿肌收缩力减弱等，更精准地评估 CIC 的适应证和禁忌证，指导和评估 CIC 的疗效。结合影像尿动力学技术，膀胱输尿管反流及此时逼尿肌压、膀胱安全容量，合并膀胱憩室、尿道狭窄、尿道假道等问题也能全面评估。

CIC 以尿流率 − 残余尿为参考的方法适用于仍有部分自主排尿功能的患者。自由尿流率测定是一种简单的、非侵入性的检查方法，其可以客观地反映下尿路的排尿过程；尿流率代表了膀胱的整个排空过程，反映了排尿期膀胱、膀胱颈、尿道和尿道括约肌的功能，以及它们相互之间的关系。主要观察参数包括：最大尿流率、平均尿流率、排尿量、排尿时间、尿流时间及曲线形态。推荐使用最大尿流率结合排尿量及残余尿的形式来报告尿流率测定结果，其中尿流率数值精确到 1 mL/s，容量精确到 1 mL。

　　排尿后膀胱内残留的尿液称为残余尿量，其测定方法有多种，如直接导尿测量、彩色多普勒超声及便携式超声测定等（图 30、图 31）。

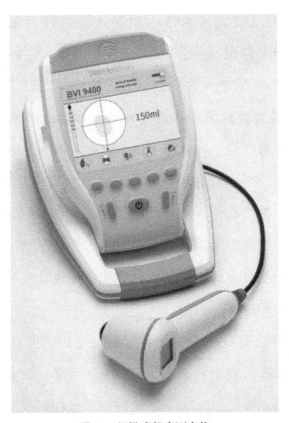

图 30　便携式超声测定仪

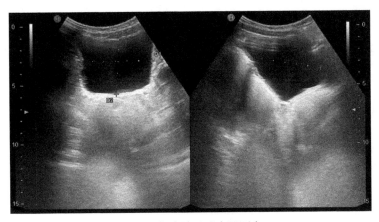

图 31　超声膀胱残余尿测定

　　排尿后即刻导尿所测得的残余尿量最为精确（不超过 5 分钟），但须用量杯测定尿量，导尿法测残余尿的缺点是有创性和有导尿并发泌尿系统感染的可能，在行尿动力学检查时若行膀胱测压可用导尿法测定残余尿。经腹超声测定 PVR，方法简便无创，但需依赖超声设备。持续 PVR 增加多提示膀胱出口阻力增加或膀胱收缩力减弱，或二者并存。但 PVR 正常也并不能排除尿道梗阻和膀胱逼尿肌 – 尿道括约肌协同功能障碍，因此 PVR 一项指标不能区分残余尿是来源于逼尿肌功能异常还是来源于 BOO。逼尿肌功能低下即表现为收缩能力的下降（肌源性失代偿），更多情况下还表现为维持收缩能力差。此种情况可为原发性和特发性，也可继发于膀胱出口梗阻、排尿次数过少或神经源性膀胱功能障碍。感觉阈值、首次排尿感、膀胱测压容积和残余尿量等指标之间通常具有内在的关联性。婴儿 PVR 一般

＜预期膀胱容量的 10%，但个体差异较大，对于 4～6 岁儿童，PVR ＞ 30 mL 或 ＞ 21% 预期膀胱容量为异常，若二次排尿后 PVR ＞ 20 mL 或 ＞ 10% 预期膀胱容量视为 PVR 显著升高。正常成年人的残余尿量 ＜ 50 mL 或 ＜预期膀胱容量的 10%。

36. 膀胱压力－容积和压力－流率测定评估下尿路功能

充盈期膀胱压力－容积测定通过储尿期膀胱的 MCC、BC 等参数评估膀胱储尿功能。与 CIC 有关的膀胱充盈期异常有逼尿肌过度活动、逼尿肌功能亢进、膀胱感觉过敏或缺失、MCC 过小或过大、BC 降低、充盈性尿失禁等，主要见于 NB、膀胱过度活动症、夜间遗尿症（nocturnal enuresis，NE）和日间尿失禁（daytime urinary incontinence，DUI）的患儿。

BC 是指膀胱容量与压力的关系：当压力升高 1 cmH$_2$O 时膀胱所增加的容量（mL/cmH$_2$O），反映膀胱壁以最小的压力变化获得最大的容量。ICS 定义为 C=ΔV/ΔP，C 表示顺应性，ΔP 表示压力增加值，ΔV 表示压力增加 ΔP 时的膀胱容量增加值。BC 的正常参考值 ＞ 20 mL/cmH$_2$O，低顺应性膀胱的特点是随着膀胱容量的增加，膀胱压力明显增高。对于低顺应性膀胱的患者（图 32），若充盈期逼尿肌压超过 40 cmH$_2$O 为膀胱高压，易引起上尿路损害及肾积水。

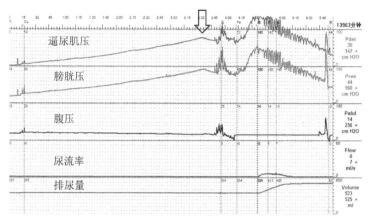

图 32　膀胱压力 – 容积测定显示膀胱充盈末期压明显升高（箭头处），膀胱顺应性下降

逼尿肌漏尿点压（detrusor leak point pressures，DLPP）是在无逼尿肌自主收缩和无腹压的前提下，膀胱充盈过程中出现漏尿时的逼尿肌压力。在膀胱充盈过程中，因膀胱顺应性下降，膀胱腔内压力随着充盈量的增加超过尿道阻力时产生漏尿，DLPP 主要用于评估因膀胱顺应性下降导致上尿路损害的风险。测定 DLPP 的方法为：检查过程中患者保持安静和自然放松，避免抑制排尿和一切用力的动作，采取低速膀胱内持续灌注（10 ～ 20 mL/min）直至出现尿液外漏，标记此时的逼尿肌压力。在无逼尿肌自主收缩及腹压改变的前提下，灌注过程中逼尿肌压低于 40 cmH$_2$O 时的膀胱容量为膀胱安全容量。该数据越小，意味着膀胱内低压状态的时间越短，上尿路扩张发生越早，扩张程度也越严重或引起膀胱输尿管反流（图 33）。因此，行 CIC 时要在膀胱充盈至安全容量之前进行，结合排尿和导尿日记调节 CIC

的频率和间隔时间，调整饮食饮水计划。

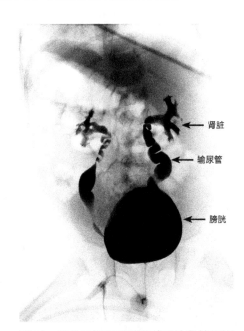

肾脏

输尿管

膀胱

图 33 婴儿神经源性膀胱膀胱输尿管反流

排尿期膀胱压力 – 流率（pressure flow study，PFS）通过测定排尿期逼尿肌收缩力的强弱及尿流率和逼尿肌压的动态变化，来判断是否有逼尿肌收缩的减弱及下尿路梗阻。对于合并尿失禁的患者，必要时可行同步膀胱尿道测压以了解逼尿肌与尿道括约肌的协同性。膀胱排尿功能障碍主要见于神经源性逼尿肌收缩乏力或缺失，尿路梗阻性疾病如男性前列腺增生、尿道狭窄、儿童后尿道瓣膜等。MCC 和 SBC 可以指导 CIC 的时间点和频率以最大限度地保护上尿路，确保在达到膀胱安全容量之前进行 CIC。

37. 影像尿动力评估排尿功能和尿路形态变化

影像尿动力学检查（video urodynamics，VUDS）是指在普通尿动力的 CMG/PFS 的基础上显示和摄录 X 线透视或 B 超的整个尿路的实时动态图形，主要用于复杂的排尿功能障碍病因判断，如 DSD、膀胱输尿管反流和肾积水、前列腺术后梗阻或尿失禁、女性排尿困难、可控尿流改道术后复查等。

与 VUDS 相关的尿动力学参数包括充盈期膀胱的稳定性、膀胱感觉、膀胱顺应性和膀胱安全容量等。排尿期可了解逼尿肌收缩力大小和最大尿流率逼尿肌压（PdetQmax）。膀胱憩室、VUR 的患者，行 CIC 时建议插入深度不宜过深，以免将导尿管导入憩室引起黏膜损伤或经输尿管膀胱入口插入输尿管等。

对于下尿路梗阻的患者，同步 X 线影像也可判断解剖异常，但不是诊断梗阻的唯一依据，也要根据多种尿动力学参数如自由尿流率和残余尿综合判断。1998 年国际 BPH 咨询委员会认为在侵入性治疗前或要求确诊有无因前列腺增生所致的梗阻时，CMG/PFS 是目前鉴别低尿流率引起的下尿路梗阻的有效方法。女性排尿困难中 50% 存在逼尿肌功能障碍，而女性下尿路梗阻最常见的原因为尿道中远端梗阻，可见于瘢痕形成或 DSD。

38. 儿童尿动力学检查与 CIC 的结合

儿童尿动力学检查指征包括神经性膀胱功能障碍（脊柱裂、脊膜膨出或脊髓脊膜膨出、脊髓纵裂、脊髓栓系综合征）、肛门直肠畸形相关排尿异常、膀胱输尿管反流、尿失禁、下尿路梗阻、影像学检查不能明确的肾和输尿管积水。

儿童尿道细小，且导尿时经常哭闹难以配合，不管是行 CIC 还是尿动力学操作，都增加了不少困难，应注意以下几点：①可根据年龄（月龄）估算预期膀胱容量。② CIC 时应选择合适大小和型号的一次性导尿管，儿童来说 6 Fr、8 Fr 常用。③儿童因配合因素可能会影响尿动力学数据的准确性，建议多次行尿流率 - 残余尿测定，需要行 CMG/PFS 者可酌情重复充盈以增加准确性，适当安抚和尽量减少哭闹引起的腹压造成的干扰。④不同年龄的儿童需结合预期膀胱容量、尿流率 - 残余尿、膀胱安全容量等参数调整 CIC 频率，如果每次 CIC 引流的尿液量在安全容量以上时，需要增加 CIC 的频率，减小间隔时间。⑤逼尿肌收缩力减弱和 PVR 增加、DSD、BOO 等均是上尿路损害的危险因素，应尽早采取相应的治疗措施，推荐 VUDS 评估后早期 CIC。

39. 排尿、导尿日记精准指导 CIC

CIC 时记录导尿日记需要准确记录各项数据，如饮水量（包括摄入各种液体类型及摄入次数），每次导尿时间和间隔时间，每次导出尿量和是否合并尿频、漏尿、血尿等。根据尿量合理调整饮水量，患儿应均匀多饮水保持一定产尿量，以防尿路感染，但避免短时间内摄入大量液体。

排尿日记广泛应用于各种排尿功能障碍的研究，是评估下尿路功能状况最简单并无创的检查，不受地点限制。

国际尿控协会将排尿日记分成三种：① 排尿时间表（micturition time chart）：单纯记录白天和夜间（至少 24 小时）的排尿次数。② 频率 - 尿量表（frequency-volume chart）：记录白天和夜间（至少 24 小时）的排尿次数，以及每次排尿的量，其中最重要的参数是排尿频率（白天与夜间）、24 h 尿量、夜间与白天的尿量比、平均尿量（白天与夜间）。③ 膀胱日记（bladder diary）：记录排尿次数，排尿量、尿失禁发生情况、尿垫使用、液体摄入、尿急程度、尿失禁程度等内容。24 h 排尿日记中可记录饮水时间和饮水量，根据尿量适当调整饮水量，而 24 h 导尿日记适用于无自主排尿功能或 Crede 动作排尿无法完成的患者，并计算出 24 h 液体摄入总量、导尿总量、单次最大导尿量等指标。

在记录排尿和导尿日记时，也可以将几项指标融合统一纪录，并计算 24h 液体摄入总量、排尿总量、导尿总量和单次最大排尿量、单次最大导尿量等。结合排尿和导尿日记，估算患者的膀胱预期容量，结合尿动力参数，推测 PVR 的量，再行导尿引流尿液并反复验证。为尽量防止 UTI，导尿次数一般为每天 4～8 次，可根据 PVR 的指标调整次数。

（徐鹏超　王庆伟　整理）

参考文献

1. AUSTIN P F, BAUER SB, BOWER W, et al. The standardization of terminology of lower urinary tract function in children and adolescents：update report from the Standardization Committee of the International Children's Continence Society. Neurourol Urodyn, 2016, 35（4）：471-481.

2. WEN J G, DJURHUUS J C, ROSIER P F W M, et al. ICS educational module：Pressure flow study in children. Neurourology & Urodynamics, 2018, 37（8）：2311-2314.

3. WEN J G, DJURHUUS J C, ROSIER P F W M, et al. ICS educational module：Cystometry in children. Neurourology & Urodynamics, 2018, 37（8）：2306-2310.

4. LI Y, WEN Y, HE X, et al. Application of clean intermittent catheterization for neurogenic bladder in infants less than 1 year old. Neurorehabilitation, 2018, 42（1）：1-6.

5. KAYE I Y, PAYAN M, VEMULAKONDA V M. Association between clean intermittent catheterization and urinary tract infection in infants and toddlers with spina bifida. Journal of Pediatric Urology, 2016, 12（5）：284.e1-284.e6.

B 超在 CIC 中的应用不可忽视

随着超声声像图的清晰度和分辨率日益提高，其对囊性或液性暗区病变检出，以及与实质性肿块鉴别在各种影像学诊断方法中居于领先地位。在对比条件好的情况下，直径 2 ~ 3 mm 的小病灶即可发现。而随着三维彩色多普勒超声诊断仪三维容积探头及内置计算软件的不断革新，二维和三维超声均可在实时状态下对膀胱容积进行测量，且达到与 CT 等其他影像学检查良好的一致性和重复性。

临床常用监测膀胱容量变化的方法为泌尿系统超声检查，其优势在于可对肾脏、输尿管、膀胱的大小及切面形态，有无肾积水、输尿管扩张、膀胱壁增厚及膀胱小梁样病变等情况实时扫查，并可同时测量膀胱容量及残余尿量。但由于超声仪为大型医疗专业仪器，上机操作和超声诊断均需具有专业知识的超声医师完成。基于此，应用超声声学技术和计算机技术相结合衍生的便携式膀胱容量测定仪应运诞生，其不受时间、地点及操作人员限制，可随时随地对需要的患者进行膀胱容量测量评估，且整个过程操作简单，测量时间短，临床医护人员培训合格后均可完成，使在 CIC 患者中常规监测膀胱体积成为可能。如今，便携式膀胱容量测定仪已广泛应用于 CIC、神经源性膀胱、前列腺疾病所致的后尿道梗阻、剖腹产术后产妇尿潴留、盆腔肿瘤化疗等患者的膀胱容积监测和病情随访。因此，B 超在 CIC 中的应用不可忽视。

40. 泌尿系统的发生及超声影像学基础

（1）肾和输尿管的发生

肾脏胚胎期的发生可分为三个阶段，即从胚体颈部向盆部相继出现的前肾、中肾和后肾。

1）前肾（pronephros）：发生于胚胎第 4 周初，位于颈部第 7～14 体节的外侧，生肾索的头端部分形成数条横行细胞索（前肾小管），其内侧端开口于胚内体腔，外侧端均向尾部延伸，并互相连接成一条纵行的前肾管（pronephric duct）。前肾于胚胎第 4 周末即退化，但前肾管的大部分保留并向尾部继续延伸，发育成中肾管。

2）中肾（mesonephros）：发生于第 4 周末。继前肾之后，位于第 14～28 体节外侧的中肾嵴内，从头至尾相继发生许多横行小管，称中肾小管（mesonephric tubule），中肾小管外侧端与向尾延伸的前肾管相吻合成中肾管。中肾管尾端通入泄殖腔。至胚胎第 2 个月末，中肾大部分退化，仅留下中肾管及尾端小部分中肾小管，后者在男性形成生殖管道的一部分，在女性则仅残留小部分，成为卵巢、输卵管等附件组织。

3）后肾（metanephros）：发育为永久肾。胚胎第 5 周初，当中肾仍在发育中，后肾即开始形成。第 11 ～ 12 周，后肾开始产生尿液，其功能持续于整个胎儿期。尿液排入羊膜腔，组成羊水的主要成分。后肾起源于生后肾基和输尿管芽两个不同的部分，但均源于中胚层。

输尿管芽：输尿管芽（ureteric bud）是中肾管末端近泄殖腔处向背外侧长出的一个盲管。它向胚体背、颅侧方向延伸，长入中肾嵴尾端的中胚层组织中。输尿管芽反复分支达 12 级以上，逐渐演变为输尿管、肾盂、肾盏和集合小管。

生后肾原基：生后肾原基（metanephrogenic blastema）是中肾嵴尾端的中胚层组织受输尿管芽的诱导而产生的。生后肾原基的外周部分演变为肾的被膜，内侧部分形成多个细胞团，附于弓形集合小管末端两侧方。这些上皮细胞团逐渐分化，并随着集合小管末端不断向皮质浅层生长并分支，陆续诱导生后肾原基形成浅表肾单位。由于后肾发生于中肾嵴尾侧，故肾脏的原始位置较低。随着胚胎腹部生长和输尿管芽的伸展，肾脏逐渐上升至腰部。

（2）膀胱和尿道的发生

在胚胎第 4 ～ 7 周时，尿直肠膈将泄殖腔分隔为背侧的直肠和腹侧的尿生殖窦两个部分。尿生殖窦又分为三段：①上段较大，发育为膀胱，它的顶端与尿囊相接，在胎儿出生前从脐部到膀胱顶的尿囊退化成纤维索，称脐中韧带。左、右中肾管分别开口于膀胱。随着膀胱的扩大，输尿管起始部以下的一段中肾管也扩大并渐并入膀胱，成为其背壁的一部分，于是输尿管与中肾管即分别开口于膀胱。②尿生殖窦的中段颇为狭窄，保持管状，在女性形成尿道，在男性成为尿道的前列腺部和膜部。由于肾脏向头侧迁移及中肾管继续向下生长等因素的影响，使输尿管开口移向外上方，而中肾管的开口在男性下移至尿道前列腺部；在女性，其通入尿道的部位将退化。③下段在男性形成尿道海绵体部，女性则扩大成阴道前庭。

41. 泌尿系统超声检查流程及正常超声表现

（1）超声仪器和探头频率

彩色多普勒超声诊断仪，内置凸阵探头和线阵探头。凸阵探头：成人为 3.5 ～ 3.75 MHz，儿童为 3 ～ 5 MHz，线阵探头：5 ～ 10 MHz。

（2）检查方法

受检者均在安静状态下检查。成人和儿童均建议采用凸阵和线阵相结合，首先使用凸阵探头对整个肾脏、输尿管及膀胱进行扫查，在检测局灶性病变和微小病灶时结合线阵探头，以提高其分辨率。在进行膀胱容量和残余尿量测量时首选凸阵探头，以利于更好的包络膀胱边界和准确测量。当超声仪内置三维容积软件及探头时，可进一步切换至三维模式，调整容积取样框大小和俯仰角使之包纳整个膀胱，动态采集膀胱的容积数据，进行三维容积的测量。

1）检查体位：肾脏检查常用体位：仰卧位或侧卧位，经侧腰部；俯卧位，经背部，纵切面和横切面连续扫查。膀胱检查常用体位：仰卧位，耻骨上经腹部途径；截石位，经尿道长轴途径，纵切面和横切面连续扫查。

2）检查前准备：肾脏检查前一般不需作特殊准备。输尿管和膀胱检查前需饮水充盈膀胱。

（3）超声表现

肾轮廓线：是由肾周筋膜及筋膜内、外脂肪组成。通常显示为一条连续、光滑的强回声光带围绕整个肾脏。

肾实质：位于肾窦与肾轮廓线之间，呈低回声，包绕于肾窦回声的周围，正常成年人肾实质厚度约为 1～2 cm 不等（图 34）。肾实质分两个部分：①肾髓质，又称肾锥体，呈类卵圆形或圆锥形放射状排列于肾窦回声周围，回声强度低于肾皮质回声；②肾皮质：包围在肾髓质回声的外层，并有一部分伸入肾锥体回声之间，回声强度略高于肾髓质回声，正常肾皮质厚度约为 8 ～ 10 mm。

肾窦：肾窦回声是肾窦内各解剖结构的回声综合，包括肾盂、肾盏、血管和脂肪等组织，又称集合系统回声。肾窦通常显示为椭圆形的高回声区，位于肾脏的中央。当声像图切面经过肾门时，肾窦回声伸向肾门，与肾轮廓线相延续。

当肾盂和肾盏内有液体时，肾窦回声中间显示无回声暗区。正常肾脏在大量饮水膀胱充盈时、服用解痉药物后或胎儿期均可有无回声区出现。生理性肾盂分离前后径通常＜ 1 cm，无肾盏扩张；当肾盂分离＞ 1 cm，合并肾盏扩张时，需考虑肾积水可能。另外，双肾长度之差超过 1 cm 时，应考虑肾脏结构异常可能，常见于单侧肾脏重复肾和双肾盂畸形、肾脏发育不全等。

肾血管：彩色多普勒超声可显示主肾动脉、段动脉、叶间动脉、弓状动脉，直至肾表面皮质内的小叶间动脉及其伴行的各级肾静脉。脉冲多普勒可测量各段肾动脉的血流频谱，正常肾动脉血流频谱呈迅速上升的收缩期单峰，随之为缓慢下降的舒张期平坦延长段，在主肾动脉及大分支收缩峰前有一小的尖峰，两峰之间有一凹口。正常肾静脉血流频谱呈负向低水平、平坦延长线，主肾静脉频谱呈负向双峰形，可随呼吸和下腔静脉的扑动起伏。

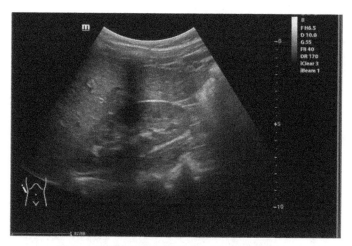

图34　正常肾脏超声（右纵切图－冠状切面）

输尿管：输尿管为细长肌性管道，有节律性蠕动。正常输尿管超声难以显示，当输尿管扩张时显示率增加。输尿管的肾盂交界处、膀胱交界处、膀胱壁内段，为先天性狭窄、畸形和结石梗阻的好发部位，当超声检查显示肾积水、膀胱壁增厚和小梁形成、尿道扩张，以及临床怀疑结石、先天性输尿管狭窄、膀胱输尿管反流等疾病时，需沿输尿管走行区由肾脏至膀胱完整、连续扫查，避免漏诊。

膀胱：膀胱内尿液显示为无回声区。膀胱黏膜回声处于与尿液交界处呈强回声或高回声，膀胱充盈良好时显示为连续且光滑的高回声光带，膀胱充盈不足时，黏膜回声可显示凸凹不平。膀胱肌层显示为中等回声或低回声，围绕于黏膜外周。正常膀胱壁厚度 1 ~ 3 mm，尿液充盈时壁薄，排空时厚（图35）。大部分新生儿膀胱位于腹腔，伴随着年龄增长逐渐下移，在青春期到达盆底、近似成年人。

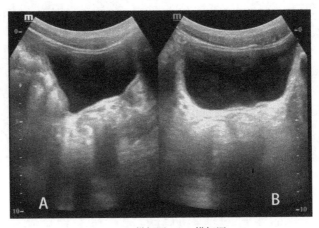

A：纵切图，B：横切图

图 35　正常膀胱声像

42. 膀胱排空障碍疾病的泌尿系统超声表现

膀胱排空障碍疾病是 CIC 治疗的主要对象，在儿童期常见于先天性脊柱裂、脊髓脊膜膨出、骶椎发育不良、脊髓肿瘤、脑膜炎、脑瘫、肛门直肠畸形等神经源性膀胱功能障碍和下尿路症状、遗尿症等非神经源性膀胱功能障碍性疾病。成年患者则常见于盆腔肿瘤术后、膀胱出口梗阻、抗胆碱药物过度抑制反射亢进、膀胱扩大手术术后等引起的膀胱排空障碍。

膀胱排空障碍性疾病临床表现主要为储尿功能障碍和排空功能障碍所致的排尿异常。储尿障碍可表现为尿频、尿急、尿失禁、遗尿等，排空障碍可出现排尿困难、残余尿增多等。

欧洲泌尿外科协会建议：因脊柱裂、脊髓脊膜膨出等先天性脊髓、脊柱发育畸形所致神经源性膀胱的新生儿均应在出生后尽快开始 CIC 治疗，而其他因脊髓肿瘤、脑膜炎、脑瘫、外伤和肛门直肠畸形确诊 NB 的患者也需在确诊后立即开始 CIC 治疗。既往研究及临床应用证实，尽早治疗能最大程度避免由于膀胱高压导致的膀胱顺应性降低、膀胱容量异常、膀胱输尿管反流、肾积水及肾脏疤痕形成、肾脏纤维化等不可逆性严重后果。在所有 NB 患者 CIC 及保守治疗、病情监测随访的整个进程中建议应用泌尿系统超声作为监测膀胱壁增厚及形态改变、膀胱容积变化、膀胱憩室及小梁形成、结石、膀胱输尿管反流、肾积水、膀胱壁和肾脏血液供应等膀胱和上尿路损伤的首选影像学检查。

（1）超声仪器及探头、检查方法、检查体位和准备

同前文泌尿系统正常超声表现。

（2）超声表现

膀胱排空障碍患者超声声像图可显示持续存在或进行性加重的肾积水、输尿管扩张、膀胱异常和尿道梗阻声像。

肾脏：肾积水的声像图表现为肾脏集合系统分离，肾盂、肾盏扩张，肾实质变薄。轻度肾积水显示为肾脏大小正常，肾盂扩张，或伴有肾盏轻度扩张，肾实质回声正常。中度肾积水显示为肾脏增大，肾盂、肾盏扩张，肾实质稍变薄（图36）。重度肾积

水肾脏明显增大,肾盂、肾盏显著扩张,肾实质菲薄。彩色多普勒超声显示积水肾脏实质血流信号较正常肾脏减少。单侧肾积水时,患侧肾脏与健侧的肾脏相比,脉冲多普勒可显示患侧肾脏阻力指数明显升高,两侧肾动脉血流速度及阻力指数不对称。

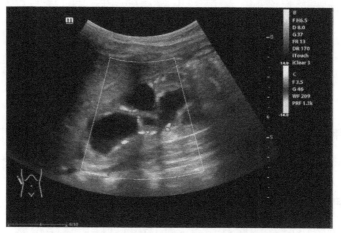

图36 右肾中度积水声像(右冠状切面多普勒图)

输尿管:当膀胱排空障碍未得到及时有效治疗,慢性尿潴留、膀胱残余尿量进一步增多,长期膀胱高压状态导致膀胱输尿管反流。超声可显示输尿管单侧或双侧扩张,可伴有蠕动,合并泌尿系统感染时可显示输尿管壁增厚、回声减低,管腔内显示密集点状低回声(图37)。

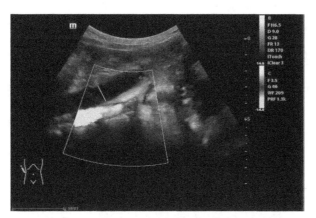

图 37　右侧输尿管扩张声像（输尿管长轴切面多普勒图）。实线为扩张输尿管前后径

膀胱：病程早期声像图可显示膀胱壁的毛糙、欠光滑，膀胱容量减小或增加，膀胱残余尿量增加。自然病程中后期，随着膀胱纤维化的日益加重，剩下可显示膀胱壁不规则增厚、呈小梁小房样改变及假性憩室形成（图 38）。

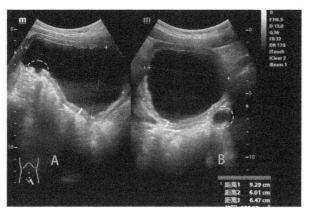

A. 膀胱纵切图显示膀胱壁增厚、不光滑（实线），膀胱憩室形成（椭圆虚线）；B. 膀胱横切图显示膀胱壁增厚、不光滑（实线），左侧输尿管扩张（椭圆虚线）。

图 38　膀胱排空障碍性疾病膀胱声像，显示如何进行膀胱容积测量（二维超声 – 椭圆球体公式法）

临床怀疑膀胱排空障碍性疾病行超声检查时，需首先结合病史，了解是否存在先天性脊柱裂、脊髓脊膜膨出、肛门直肠发育畸形、脊柱及盆腔和尿道外伤史等，并与盆腔肿瘤、尿道瓣膜、前列腺增生等梗阻性病变导致的膀胱、双肾及输尿管声像图异常相鉴别。

43. 超声测量膀胱容量和残余尿量的方法和注意事项

（1）超声仪器及探头、检查方法、检查体位和准备

超声测量膀胱容量和残余尿量的仪器及检查方法、检查准备同前文泌尿系统正常超声表现。

超声测量膀胱容量和残余尿量的体位为：仰卧位，耻骨上经腹部途径。凸阵探头，频率：成人 3.5 ～ 3.75 MHz，儿童 3 ～ 5 MHz。

（2）超声测量膀胱容量及残余尿量的方法及原理

超声测量膀胱安全容量在排尿前排尿急迫感最强时测量，而残余尿量则在排尿后立即测量。膀胱容量和残余尿测量方法临床迄今尚无理想公式。超声测量以二维超声下测量膀胱的 3 个径线后椭圆球体公式法估算和三维超声容积法应用最为广泛。

二维超声 - 椭圆球体公式法：即假定膀胱充盈状态时，形态接近椭圆球体，故应用椭圆球体公式计算膀胱容量和残余尿。

此方法操作简便，但因人体膀胱形态存在一定的不规则和个体差异，尤其当膀胱存在小梁样改变和膀胱憩室时，结果存在一定误差。测量时，患者取仰卧位，耻骨上经腹部途径，最大横切面图测量膀胱横径和厚径，最大纵切面图测量膀胱长径。

测量公式为：$V = 0.532 \times d1 \times d2 \times d3$，V 为膀胱容量或残余尿量；d1、d2、d3 为膀胱的 3 个直径。

三维超声容积法：三维容积超声是将二维超声换能器在俯仰角方向应用机械马达进行快速偏转，或者是矩阵电子探头以超过每秒 25 帧的频率获得容积声像后，应用虚拟器官计算机辅助分析技术对膀胱黏膜的边界进行几何包络，自动快速算出容积的测量方法，三维超声定量器官体积的准确性、重复性及敏感性优于二维超声。目前临床应用的三维彩超仪在配备三维容积探头和内置容积测量软件后，均可完成三维膀胱容积的测量。

（3）超声测量膀胱容量和残余尿量的注意事项

超声测量膀胱容量和残余尿应注意以下几点：

1）慢性尿潴留的患者可能膀胱过度充盈，膀胱包络不完全时可通过调节采样框的深度，以及应用仪器的宽景成像等功能进行修正，进行容积测量的膀胱横切图和纵切图采集时需尽量完全包络膀胱。

2）肠气容易掩盖膀胱顶部，使膀胱上下径的测值变小，影响测量结果准确性，可用探头加压探测推开肠气的方法进行纠正。

3）测量膀胱径线，纵切面和横切面压力须相同，以免造成误差。

4）部分 CIC 患者仍可自主排尿，临床申请膀胱残余尿量测量以判断自主排尿功能恢复情况时需注意：膀胱过度充盈时残余尿量的测值往往偏大，需结合病史并与患者沟通是否自觉已排尿干净。必要时可待下次排尿后再次测量。此外，在判定治疗效果和行残余尿量随访时，必须用同一计算方法，否则可能会发生误导。

（4）超声测量膀胱容量和残余尿量的临床意义

国外学者新近的回顾性研究通过回顾性分析和随访 97 例先天性脊膜膨出所致 NB 患儿，结果显示：97 例患儿中远期因膀胱高压及膀胱输尿管反流等需要行膀胱扩大成形术的比例约 17.5%（17 例），大多数患儿均可通过 CIC 和保守治疗达到与膀胱成形术相媲美的治疗效果，而脊膜膨出、VUR 和膀胱高压是远期行膀胱扩大成形术最重要的独立风险因素，对于该类患者，建议应用超声影像学检查监测膀胱容量、残余尿量、膀胱形态及上尿路情况。超声测定膀胱容量和残余尿量与导尿术测得的膀胱实际容量具有良好的一致性，且无创、无尿路感染风险，价格经济、可实时监测，尤其对于部分具有部分自主排尿的 CIC 患者，超声测定膀胱容量、残余尿量，并结合尿流率测定，可以实时评估膀胱的恢复情况，为减少导尿次数或增加导尿次数提供参考，有助于提高总体治疗的准确性。

44. 便携式膀胱容量测量仪在 CIC 的应用

随着影像技术的发展和临床需求的日益精细，适合非专业超声技术人员使用的便携式超声膀胱容量测量仪被广泛应用于多个临床领域。膀胱容量测量仪又称膀胱测容仪或膀胱扫描仪，其基于现代声学及超声原理、成像技术，以及计算机自动平面测量技术，可以快速准确估测膀胱内尿量，为 CIC 提供可靠的依据，且操作简单，测量时间短，不受时间、地点及操作人员限制，可随时随地对患者进行测量评估，临床医护人员经培训合格后便可完成。

（1）膀胱容量测定仪的检测体位及探头

仰卧位，耻骨上经腹部途径。仪器配置凸阵探头，探头手柄处配置测量启动键（图 39）。

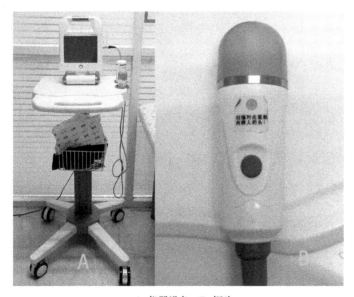

A.仪器设备，B.探头。

图 39　便携式膀胱容量测量仪

（2）膀胱容量测定仪的检测体位、检测方法及原理

使用膀胱测容仪进行容积测量时，患者常规以仰卧位，耻骨上经腹部途径。首先膀胱最大横切面图显示膀胱充盈状态，膀胱腔内显示无回声尿液充盈时，启动探头的测量启动键，其探头可发射及接收 B 型超声波并连续自动扫描 180°，获得多个膀胱横切面的图像，自行勾画出膀胱轮廓，并通过图像处理，模拟形成三维图像，计算出膀胱容积。患者排尿后，相同体位再次启动测量模式，仪器自动计算出膀胱残余尿量。

（3）膀胱容量测定仪的准确性

针对膀胱测容仪的准确性和可重复性，国内外学者进行了大量的验证。既往研究通过对比便携式三维超声膀胱侧容仪和三维超声系统测量正常人膀胱体积结果，显示 2 种方法测得的体积与膀胱实际容量具有显著相关性，膀胱测容仪可较准确、及时、客观、无侵入地测量患者膀胱体积。便携式超声膀胱测容仪为临床实时监测膀胱容量提供了一种实用且经济的方法，有助于提高 CIC 患者的治疗准确性和效果。

（4）膀胱容量测定仪在 CIC 中的应用注意事项

膀胱扫描仪由培训合格、熟练的临床医护人员操作。通过随时监测患者的膀胱容量，指导 CIC 的间隔时间，尤其是对于具有部分自主排尿能力的患者，可以评估能部分自主排尿的 CIC 患者

膀胱的恢复情况，帮助患者在达到安全膀胱容量前导尿，防止膀胱过度膨胀和膀胱的肌源性损害，减少泌尿系统感染的发生，为 CIC 患者寻找合适的导尿时间点，促进患者膀胱功能恢复，为减少或增加导尿频率提供参考。

当成年患者应用膀胱测容仪指导 CIC 治疗时，监测膀胱尿量 < 300 mL 或低于安全容量 50% 时，可延迟导尿；膀胱尿量 300 ～ 500 mL 则继续按常规给予 CIC；若测得膀胱尿量 > 500 mL 应予立刻导尿。儿童患者则结合既往监测的膀胱安全容量和实际尿量，进行导尿频率的调整。并且，需根据膀胱测容仪测量结果和实际导尿量有效地调整饮水计划，督促按计划进行饮水，以保护膀胱和上尿路功能。

（5）超声膀胱测容仪在 CIC 的临床意义

国内外既往研究和临床应用结果显示，膀胱测容仪对膀胱容量和残余尿量的测量具有信度高、无创伤、操作简便、高时效性等优点，可以为 CIC 患者调整和监测间歇导尿频率和时机提供可靠依据，减轻了患者的痛苦，减少了并发症的发生，建议在 CIC 治疗患者的临床护理和疾病管理中使用。

（周　蔚　李守林　整理）

参考文献

1. 周永昌，郭万学. 超声医学. 4版. 北京：科学技术文献出版社，2003：2-4.

2. TIMBERLAKE MD, KERN AJ, ADAMS R, et al. Expectant use of CIC in newborns with spinal dysraphism：Report of clinical outcomes. J Pediatr Rehabil Med，2017, 10 (3-4)：319-325.

3. STEIN R，BOGAERT G，DOGAN H S, et al. EAU/ESPU guidelines on the management of neurogenic bladder in children and adolescent part I diagnostics and conservative treatment. Neurourology and Urodynamics，2020，39 (1)：45-57.

4. 张艳，文建国，王静，等. 足月儿和早产儿排尿和大脑皮层觉醒的相关性. 中华实用儿科临床杂志，2015，30 (14)：1069-1071.

5. CORONA LE，LEE T，MARCHETTI K，et al. Urodynamic and imaging findings in infants with myelomeningocele may predict need for future augmentation cystoplasty. J Pediatr Urol，2019, 15 (6)：644.e1-644.e5.

6. GHANI K R，PILCHER J，ROWLAND D，et al. Portable ultrasonography and bladder volume accuracy a comparative study using three-dimensional ultrasonography. Urology，2008，72 (1)：24-28.

CIC 过程不能忽略效果评估

对于 CIC 这一患者自我管理的治疗方式，应有定期随访和指导，才能提高患者依从性，及时解决相关问题。医护工作者对患者及时随访和指导对提高患者依从性和生活质量至关重要。开展 CIC 前，需要对患者进行评估，把握适应证，决定是否采用 CIC 和采用哪种方式、间隔时间等。开展 CIC 后不同的时间利用不同的方法评估效果和不足之处，有利于改变和调整 CIC 的次数、方式等。因此，CIC 过程不能忽略效果评估。在此介绍如何对 CIC 效果进行准确评估及其临床意义。

45. CIC 评估前的健康教育

对于需要实施 CIC 的患者，首先由责任护士或医生用通俗易懂的语言向患者讲解 CIC 的相关知识及实施 CIC 的重要意义，教会患者或家属导尿的方法，并讲解操作过程中的注意事项。患者最初开始自行导尿时护士对导尿的每一个环节进行监督，对操作过程中存在的问题及时给予指导。针对文化程度较低、接受能力及记忆力较差的患者，发放清洁导尿流程图彩页，以加深患者印象。指导患者每天坚持记录排尿日记，内容包括每日饮水情况、每次自解小便的量、漏尿量、导尿的时间、导尿量等，以便观察其膀胱功能的恢复情况。

饮水计划：包括饮水量、饮水时间的控制、导尿间隔时间等。根据患者的生活习惯、补液量、补液和功能训练的时间给患者制订一个饮水计划时间表，每天饮水量在 1500 ～ 2000 mL。20：00 以后尽量不饮水，以避免夜间膀胱过度膨胀影响患者的睡眠。饮水量包括所有的流质，如牛奶、汤和果汁等，如果已饮用了以上的流质，应减去相应的量。进行清洁间歇导尿前 1 ～ 2 d 应教会患者必须按饮水计划饮水，患者进行间歇导尿前的准备工作和施行间歇导尿期间必须遵从饮水计划，24 h 内均衡地在每一时间段内摄入水分，避免因膀胱不能排尿或排尿不净而过度膨胀，损害泌尿系统各器官的功能。

清洁洗手：自我间歇导尿前 1 ～ 2 d 应准备好洗手用物，教会截瘫患者或四肢瘫痪患者的家属按清洁洗手步骤图洗手，这是防止泌尿系统感染的关键操作之一。要求患者或家属必须认真洗手，洗手时间＞ 5 min。

Vahter 等人认为认知能力下降并不影响学习 CIC 的能力，但是对患者进行 CIC 教学的时间长短对依从性有显著的影响，教学时间最少 1 小时，特别是初始教学。

以下问题可用来评价在向患者培训 CIC 方面是否成功。

1）什么是 CIC？

2）列出可能需要 CIC 的 3 个条件？

3）推荐的执行 CIC 的标准频率是多少？

4）Rx 表格中需要包含哪些内容？

5）在选择供应商时需要考虑什么？

6）《医疗必要性信函》（LMN）中需要包括哪三项内容？

7）列出可能出现的 3 个问题，并建议采取哪些解决措施？

8）尿路感染的 3 个症状是什么？

9）列出 5 个需要评估的范围，以确定患者的学习准备程度。

10）如果在插入导管后没有尿液流出，应建议采取什么措施？

11）列举需要监测的脊髓损伤患者的一种紧急情况。

12）造口患者最常使用哪种尺寸的导管？

13）描述尿路的一般解剖。

46. CIC 的评估

使用对患者便利的方式进行随访，如通过电话、微信、电子邮件等方式对患者进行随访及后续指导治疗。在对患者进行随访时首先要详细询问病史，了解是否存在影响治疗效果的合并疾病。

患者在开始 CIC 前及之后的随访过程中都要进行肾功能及尿动力学膀胱功能的评估，开始 CIC 后第 2 周、1 个月、3 个月门诊随访，此后每年随访一次，出现并发症随时复诊。对于已经发育成熟的成年患者，泌尿系统超声随访频率可延长至每 3 年一次，只要膀胱尿动力学状态没有发生变化（如需要增加 CIC 频率以缓解尿失禁症状，尿路感染发生频率增加）就不需要再次行尿动力学检查。对这些年轻人进行密切随访以保证他们持续保持良好的 CIC 习惯，以及对他们定期进行检查，以便发现有无尿路感染或结石的形成。

（1）**肾脏形态和功能的评估**

神经源性膀胱患者的膀胱内压力在贮尿期或排尿期均较高，进一步导致尿液逆流至肾盂，发生肾盂积水。值得一提的是，由于膀胱内残留的尿液增加，细菌极易繁殖，易发生反复的泌尿系统感染，其逆流至肾组织可导致肾脏发育延迟、肾瘢痕形成，最终导致终末期肾衰竭，因此在 CIC 前后进行肾功能评估是十分重要的。

1）影像学检查：包括超声、尿路平片、尿路造影、MRI 及 CT 检查等。

超声：超声可以确定肾积水的程度和肾皮质的萎缩情况，

简便易行无创伤，应作为首选的评估方法。轻度肾积水：肾脏形态大小多无明显异常，肾实质厚度及回声正常，肾集合系统分离 2~3 cm；中度肾积水：肾体积轻度增大，形态饱满，实质轻度变薄，肾柱显示不清晰，肾盂、肾盏均较明显扩张，肾集合系统分离 3~4 cm；重度肾积水：肾脏体积增大，形态失常，实质显著变薄或不能显示，整个肾区均为液性暗区。其间有受压呈线状分隔肾柱的回声，呈放射状排列，各暗区相互连通，整个图像极似调色碟样。

尿路平片：X 线检查对肾脏形态的评估具有重要价值，可以看到积水增大的肾脏轮廓，同时能发现有无尿路结石的形成。

尿路造影：静脉尿路造影早期可见肾盏、肾盂扩张，肾盏杯口消失或呈囊状显影；当肾功能减退时，肾实质显影时间延长，显影不清楚，此时，采用大剂量延迟造影或可获得较好的显影效果。静脉尿路造影肾脏显影不清晰时，可行逆行肾盂造影，常可获得较清晰的肾积水影像。但采用此方法检查有引起感染的危险，逆行插管时必须严格无菌操作及应用抗生素。

MRI：MRI 水成像对肾积水的诊断具有独到之处，可以代替逆行肾盂造影。MRI 可清晰显示双肾形态、大小及位置，在显示肾脏细微结构、体积测量等方面明显优于超声，相对其他检查方法具有非侵袭性、安全无辐射、无对比剂过敏、无操作者技巧问题的优势，并且尿液是天然的对比剂，肾功能损害的患者也适用。虽然 MRI 也有相对缺点，如检查费用相对昂贵、检查时间较长等，但是综合考虑，MRI 仍然在肾积水的检查中得到广泛应用，在有条件的医院甚至成为首选的影像检查方法。

CT：CT 能清楚地显示肾积水的程度和肾实质萎缩情况，对于客观评价肾功能具有一定的价值。

2）实验室检查：包括尿液常规检查、尿肌酐及尿素氮检查、血清肌酐检查等。

尿液常规检查：收集新鲜尿液进行检查，以中段尿为宜，也可经导尿获取。尿液常规检查包括颜色、透明度、比重、pH、蛋白和葡萄糖定性，以及离心沉淀后显微镜检查，后者包含尿中细胞成分（红细胞、白细胞、上皮细胞及相应管型）、各种微生物和结晶等。正常新鲜尿液呈淡黄色、清晰透明，比重在 1.003 ～ 1.030，pH 为 6.5 左右（5.0 ～ 8.0），定性检查中蛋白、葡萄糖、酮体、胆红素及亚硝酸盐等均阴性，镜检中红细胞 0 ～ 3 个 /HP，白细胞 0 ～ 5 个 /HP，一般不含管型。尿液常规异常可初步提示病变情况，如白细胞增多常见于尿路感染，可用来发现患者在进行 CIC 后是否存在泌尿系统感染。

尿肌酐及尿素氮：正常值分别为尿肌酐 0.7 ～ 1.5 g/24 h、尿素氮 9.5 g/24 h。当急性肾炎或肾功能不全时，尿肌酐含量降低，尿素氮增高表示组织分解代谢增加，减低见于肾功能不全、肝实质病变。

血清肌酐：肌酐主要由肾小球滤过，不被肾小管重吸收，肾小管在血肌酐升高时也可少量分泌，但量微不足道，故临床上可用此方法测定肾小球滤过功能。正常人血肌酐 $1 \sim 2$ mg/dL（$88 \sim 177$ mmol/L）；血清肌酐值越高提示肾功能越差，两者成正比。

CIC 作为排空膀胱的首选办法，一方面可以提高生活质量，解决尿失禁和排尿问题；另一个重要的方面就是预防肾功能的损害。排尿期膀胱充盈末期逼尿肌压力持续升高，输尿管反流，上尿路进入膀胱的尿液受阻，肾脏压力升高，肾脏就会损害扩张，肾积水、输尿管积水，甚至引起肾脏的纤维化，导致肾脏衰竭，进行 CIC 治疗可以使膀胱保持持续低压状态，保护肾功能。在进行 CIC 前后利用影像学检查及实验室检查可以对患者肾脏形态及功能进行有效的评估，观察肾积水程度、尿肌酐、血清肌酐等指标是否较 CIC 前好转，对 CIC 的效果评估具有重要的意义。

（2）尿动力学检查

影像尿动力学检查是诊断并评估神经源性膀胱患者膀胱功能的金标准。其可对膀胱充盈期和排尿期的膀胱功能进行客观评估，是唯一能够客观评估下尿路功能的方法。而影像尿动力学是膀胱压力 - 流率与 X 线影像的结合，是诊断神经源性膀胱下尿路功能障碍的金标准。

1）尿流率测定

尿流率测定（uroflow metry）是指利用尿流计测定并记录由尿道排出尿液的速度、时间及相应的尿流曲线的方法。尿流形成是以下过程的最终结果：逼尿肌收缩、膀胱颈开放、尿道传输尿液和盆底活动。广义上来说，对尿流描述应该从尿流的速率与尿流曲线两个方面来进行。尿流曲线既可以是连续的，也可以是间断的。而尿流率是指单位时间内尿液通过尿道流出体外的体积，单位以毫升/秒（mL/s）表示。应注意排尿量、患者环境和体位（仰卧位、坐位或站立位）、充盈方式、使用的利尿药及使用的导管（经尿道或耻骨上）等对尿流率的影响。排尿量是经尿道排出的总尿量；最大尿流率是指测量值最大的尿流率；平均尿流率是指排尿量除以排尿时间。只有在尿流连续，而且无终末尿滴沥时，计算平均尿流率才有意义。尿流时间是指可测尿流实际出现的时间，最大尿流率时间是指排尿开始到最大尿流率的时间。当测量尿流时间和平均尿流率时，应该对尿流形式加以说明。判断尿流率是否正常除了依据最大尿流率外，还要参考尿流曲线形状。

尿流率测定是一种简单的、非侵入性的检查方法，其可以客观反映下尿路的排尿过程；尿流率代表了膀胱的整个排空过程，反映了排尿期膀胱、膀胱颈、尿道和尿道括约肌的功能，以及它们相互之间的关系。值得一提的是，一些不能自主排尿的患者，不适合做尿流率的测定，但是这部分患者在经过一段时间的 CIC

治疗后，也有可能恢复一些自主排尿功能，这时再进行尿流率的测定来评估 CIC 治疗的效果；对于一些在 CIC 治疗之前就能自主排尿的患者，建议行部分 CIC 治疗，在治疗的前后进行尿流率测定，观察膀胱功能的恢复情况。

携带式尿流计：尿流率测定只能在医疗机构中进行，很多患者由于身体或其他原因，难以进行连续记录。携带式尿流计的出现消除了这种障碍，携带式尿流计是一个携带方便的小型电子秤，由高精度、高性能模拟信号处理器件集成。电子秤呈圆饼形，体积小，重量轻，称重数据准确；具有自动感应开关，不使用时能及时断电以延长使用时间。电子秤中间为磁铁结构，用于固定带有金属的量杯。患者排尿后将盛有尿液的量杯放在电子秤上即可得到排尿量和排尿时间，储存于电子秤中。并通过内置的蓝牙通信装置将相关数据发送至智能手机。智能手机上下载软件，除定时接收电子秤传输的排尿信息外，还能将数据保存在手机里，通过图形界面编程实现排尿日记显示、排尿统计报表生成、饮水量输入信息等。该软件还可以通过手机无线通信网络与医院中心服务器建立网络连接，定时将患者排尿信息及饮水信息发送给服务器，服务器自动存储，建立患者的个人病历档案，实时为患者产生排尿信息报表和图表。医生通过网络直接访问中心服务器，可获取患者的排尿统计报表、分析图表、趋势图、权重柱状图等，帮助医生分析病情和病因。通过使用该系统，能收集患者每天的排尿时间、排尿量、饮水时间、饮水量、睡觉及起床时间。基于以上信息，可统计患者每日总排尿次数、昼夜排尿次数、尿量、夜尿权重，按周统计患者日均指标。当患者日均排尿次数或夜尿权重超过预设参数时可以不同颜色显示。

2）残余尿量测定

残余尿量是指排尿结束的瞬间膀胱内残留的尿液容量。反映排尿期膀胱和尿道出口的相互作用。测定 PRV 的时间应控制在排尿后 5 分钟以内。持续 PRV 增加多提示膀胱出口阻力增加或膀胱收缩力减弱，或者二者同时存在。缺乏 PRV 并不能排除尿道梗阻和膀胱逼尿肌 - 尿道括约肌功能障碍。婴儿 PRV 一般小于膀胱容量的 10%，但个体变异较大。正常儿童 PRV 一般小于 10 mL，且与年龄、性别和膀胱最大容量无关。对于成年患者来说，通常将残余尿大于 50 ～ 100 mL 视为异常标准。

开始测量残余尿量前的排尿必须做到：患者尽可能感到舒适、具有正常的尿意、采用最理想的排尿姿势、隐秘的排尿环境，以便患者能接受此次排尿是在完全自然、习惯的情况下进行的。残余尿量可以通过导管或 B 超等方法测定。其中经尿道导尿法被视为残余尿测定的"金标准"，为保证膀胱完全排空，需将导尿管缓慢插入和退出尿道，也可轻轻旋转，但是导尿法毕竟为侵入性操作，且仍有很多不精确之处存在，所以应该只在有必要的情况下才施行，如随后要进行尿动力测试。而 B 超测定残余尿量具有无创性、可接受的相对准确性、方便经济等优点，因此最适合用于单纯尿流率测定后的残余尿测定。

残余尿的形成乃由逼尿肌功能活动低下或 BOO 引起，因此单纯残余尿测定缺乏特异性，不能区分残余尿是来源于逼尿肌功能异常还是来源于 BOO。逼尿肌功能低下即表现为收缩能力的下降（肌源性失代偿），更多情况下还表现为维持收缩能力差。此种情况可为原发性和特发性，但也经常继发于膀胱出口梗阻、排尿次数过少或神经源性膀胱功能障碍。尿流率曲线可以是完全正常的，但通常随膀胱排空逐渐减弱或消失。膀胱黏膜和尿道内的感觉阈值经常异常增大，表现为首次排尿感和膀胱测压容积值的增加。感觉阈值、首次排尿感、膀胱测压容积和残余尿量这几者之间通常具有较弱的相关性。尿道括约肌肌电图（EMG）通常表现异常，而骶神经反射的应答时间通常为正常。

神经性膀胱的超声评估临床已经广泛开展。主要用于残余尿测定、膀胱壁厚度和形态评估，各种病因引起的神经源性膀胱都可产生排尿障碍，并由此引起一系列相应的功能和结构方面的改变，出现相应的临床症状和影像学表现。超声检查表现有膀胱壁毛糙或不同程度增厚、膀胱肌小梁小房形成、膀胱容积变化、不同程度的膀胱憩室形成，尿道内口扩张，呈漏斗状改变、输尿管扩张和肾积水，泌尿系统结石或继发感染等。从发病到出现上述并发症一般都会经历很长的时间，如果能及早发现和治疗，就可以减少上述并发症的发生。对神经源性膀胱患者测定残余尿是评价疾病发展程度的一个重要手段。我们建议患者进行 CIC 治疗前后均要进行残余尿量测定，从而判断膀胱功能的恢复情况，评估 CIC 治疗是否有效，从而进一步指导疾病的治疗。

膀胱容量测定仪（便携式 B 超）：间歇导尿通常根据医嘱每天定时进行 4～6 次导尿，由于没有很好的方法判定膀胱内尿量多少，到规定时间无论膀胱里有多少尿液都对患者进行一次导尿。这种以时间为基础的导尿方法会导致不必要的导尿（膀胱内尿液过少）而增加导尿频率，或膀胱内尿液量过多未及时导出而致膀胱过度膨胀。不必要的间歇导尿会增加尿路感染的发生率，反复的膀胱过度膨胀也会导致膀胱内的活动性感染、引起逼尿肌肌源性损害。有研究将膀胱容量测定仪测量的膀胱容量与金标准（导尿法）进行了对比研究。两者数据之间存在明显的线性相关关系，且 75.5% 的测量值与实际导尿量的差值在 ±50 mL，这对于指导间歇导尿来说是可以接受的。

残余尿量的测定可以为评估 CIC 治疗后膀胱功能的恢复情况提供重要的参考依据，评估 CIC 治疗的效果，膀胱容量测定仪也能为患者自行评估提供便利，可以用来指导精确导尿，减少不必要的导尿，从而减少 CIC 相关的并发症。

（3）膀胱压力－容积测定

膀胱压力－容积测定即在膀胱的匀速充盈过程中记录压力

与容积的关系以反映膀胱功能的方法，通常用膀胱压力容积曲线表示。它用于评价膀胱在充盈过程中的膀胱容量、顺应性、逼尿肌功能、中枢神经系统对逼尿肌反射的控制和膀胱的感觉功能。结合排尿期压力 - 流率测定会更有临床价值。膀胱压力 - 容积测定通过一些所测定的参数来估计与判断膀胱的以下功能：膀胱感觉、逼尿肌活动性、膀胱顺应性、膀胱容积、尿道功能。

膀胱感觉

正常膀胱感觉：正常膀胱的第一次排尿愿望（FD）出现在膀胱充盈达到约 50%MCC 时，正常排尿感（ND）出现在约 75%MCC 时，而强烈（SD）出现在约 90%MCC 时。

异常膀胱感觉

①膀胱感觉增高：也称膀胱感觉过敏（bladder hypersensitive，BHS），定义为提前出现的 FD（低于膀胱最大容量的三分之一时）、正常的 ND、降低的 MCC、BHS 可能是尿频、尿急及急迫性尿失禁等症状的原因。常见于各种 OAB 和特发性感觉过敏，其表现为 MCC 降低而 MABC 正常，后者又包括精神感觉性尿频症。

②膀胱感觉减退：指延迟出现的 FD 与 ND，但不会出现 SD 与尿急或膀胱疼痛等症状。常见于糖尿病性膀胱功能障碍、骶髓下神经源性膀胱、膀胱出口梗阻所致的慢性尿潴留等疾病。

③膀胱感觉缺乏：指患者完全丧失膀胱感觉，常见于急性脊

髓病变，感觉麻痹性神经病变等患者。

逼尿肌活动性

正常：在膀胱充盈过程中逼尿肌稳定，不出现无抑制性逼尿肌收缩，可以抑制由激惹试验诱发的逼尿肌收缩。

逼尿肌过度活动：指充盈期尿动力学检查观察到的自发或诱发出来的逼尿肌无抑制收缩。包括两种模式。

①期相性逼尿肌过度活动：指膀胱充盈过程中逼尿肌压曲线上出现的波形改变，其可以或者不会导致尿失禁。

②终末性逼尿肌过度活动：指膀胱充盈过程中逼尿肌压力曲线上出现的单一、发生于最大膀胱测压容积处的无抑制性逼尿肌收缩，其不能被抑制，并常导致膀胱完全排空性尿失禁。

逼尿肌活动低下：指充盈期逼尿肌无收缩或收缩力低下，多发生于梗阻后的膀胱，有过度充盈膀胱的危险。

膀胱顺应性

正常膀胱顺应性：在正常膀胱，从空虚到充盈状态逼尿肌压力仅经历较小变化（10～15 cmH_2O），如果一个正常膀胱从空虚到充盈经历了400 mL的容积变化，其压力变化应该小于10 cmH_2O，那么正常膀胱顺应性应该在40 mL/cmH_2O左右，过高或过低均属于异常。

低顺应性膀胱：许多疾病可以影响BC，而BC的改变也是产生LUTS的原因。膀胱顺应性低可由三个指标来确定：①较小的膀胱容量变化伴随着膀胱压力的显著增加；②膀胱顺应性值小于 10 mL/cmH$_2$O；③充盈末期压力大于 15 cmH$_2$O。但若注水速度过快，则可人为地造成低顺应性膀胱，形成假象，若要鉴别可停止注水，若压力下降则为假象，若压力无变化，则为低顺应性膀胱。出现低顺应性膀胱表示膀胱壁胶原纤维增加或（和）弹力纤维减少，逼尿肌的黏弹性作用降低。可由于膀胱出口梗阻、局部刺激、久置留置导尿管、尿流改道膀胱久未贮尿、膀胱结核，或神经性膀胱所产生。

高顺应性膀胱：若膀胱容量 > 膀胱预测容量的 2 倍以上且膀胱内压始终处于低水平则称为高顺应性膀胱，与膀胱无收缩相比，高顺应性膀胱逼尿肌可以收缩，而后者逼尿肌无收缩。可由于糖尿病、恶性贫血的并发症、脊髓损伤脊休克、感觉神经受损或反复延迟排尿所产生。

膀胱容量

膀胱容量通常指功能性膀胱容量，指在 CMG 过程中膀胱充盈的最大容量，是排出的尿量和残余尿量之和。低于膀胱容量测定值的 65%提示其为小膀胱容量，而高于膀胱容量测定值 150%则提示为大膀胱容量。最大膀胱容量小可以提示高度敏感膀胱（须与感觉性尿急迫区别），常见于间质性膀胱炎、女性特发性尿频综合征等患者，其顺应性良好、逼尿肌稳定，亦可随意起始排尿，压力流率测定无膀胱出口梗阻表现。

膀胱安全容量：膀胱安全容量即膀胱内压力 < 40 cmH$_2$O 时的膀胱容量，当膀胱内压超过安全压力时，会引起膀胱输尿管反流造成上尿感染、肾功能损害，甚至导致肾衰。因此，在间歇导尿前利用尿流动力学进行膀胱安全容量的测定，并依此设定间歇导尿的具体时间点，更符合膀胱生理性的排尿，更利于膀胱功能的恢复。

膀胱安全容量的测定：利用尿流动力学检测设备可准确测定膀胱安全容量，但部分患者移动困难，一般医院又缺乏尿流动力学检测设备，开展时有一定的困难性。我们可以通过简易膀胱测压技术确定患者膀胱安全容量。

简易膀胱测压（图 40）：将 100 cm 测压标尺挂于输液架一侧，500 mL 的生理盐水瓶（标有刻度）室温或加温至 35 ~ 37 ℃，连接一次性膀胱冲洗器，排好气并悬挂在输液架另一侧；嘱患者尽可能排空膀胱后，取仰卧位或坐位，插入无菌导尿管，排空膀胱内的尿液并固定导尿管；将膀胱冲洗器下端一头连接尿管，另一头连接无菌单孔鼻氧管，确认各管道连接通畅；将刻度标尺贴于输液架上，鼻氧管紧贴测压标尺刻度；标志鼻氧管上的零点与患者的耻骨联合在同一水平面；打开输液调节器以适当的速度向膀胱内灌入生理盐水；观察每进入一定的容量，测压管中的水柱波动（以 cmH$_2$O 表示压力的变化）；记录容量改变对应的压力改变及患者自身的尿意感；当测压管中的水柱升至 40 cmH$_2$O 以上或尿道口有漏尿时停止测定；撤除测定装置，引流排空膀胱，拔出导尿管，记录导尿量并进行分析。也可用导尿管直接连接简易水柱压力计确定导尿时膀胱压力是否为安全压力。

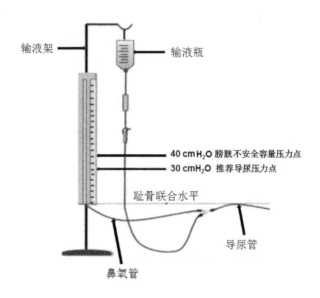

输液架　　　输液瓶

40 cm H$_2$O 膀胱不安全容量压力点
30 cm H$_2$O 推荐导尿压力点

耻骨联合水平

导尿管

鼻氧管

图 40　简易膀胱测压方法（也可用导尿管直接连接简易水柱压力计确定导尿时膀胱压力是否为安全压力）

按上述简易膀胱测压法测定，压力达 40 cm H$_2$O 时，导出的液体量即为膀胱安全容量；膀胱安全容量包括注入的氯化钠量加导尿后膀胱内尿液生成量；注入量 > 500 mL 而压力 < 40 cm H$_2$O 为 "大膀胱"；压力达到或 < 40 cm H$_2$O 而注入量 < 300 mL 时为 "小膀胱"；注入量在 300 ~ 500 mL 时压力达 40 cm H$_2$O 为正常膀胱容量。通过简易膀胱测压技术确定患者膀胱安全容量，依据膀胱安全容量确定间歇导尿时间和频次进行导尿，可显

著改善患者生活质量。

由于膀胱安全容量对 CIC 具有指导意义，而简易膀胱测压技术仅仅能粗略地反应膀胱内压力和安全容量而不是逼尿肌压力，因此对于长期间歇导尿和有条件的患者还是应该定期尿流动力学检查。

逼尿肌漏尿点压

在膀胱充盈过程中，膀胱腔内压随着充盈量的增加而增高，当膀胱腔内压增高超过尿道压或尿道阻力时，即产生尿液漏出，此时测定记录的逼尿肌压力即为逼尿肌漏尿点压（DLPP）。DLPP 测定是一种被动地测试膀胱储尿期压力和膀胱出口阻力、膀胱顺应性，有效预测神经源性膀胱患者上尿路损坏危险性的简单方法，$40\,cmH_2O$ 作为 DLPP 的参考界值，压力 $> 40\,cmH_2O$ 表示发生肾脏损害的风险高。一个较高的 DLPP 意味着较高的储尿期膀胱压，长期的高膀胱压最终可以导致上尿路的损毁，较高的储尿期膀胱腔内压和肾盂积水与肾功能受损之间有密切关系。

（4）压力-流率测定

压力-流率测定（pressure flow study，PFS）包括膀胱压力和尿流率的同步测定记录，通过分析膀胱压力和尿流各参数的关系判断膀胱尿道的功能。在尿动力学研究的早期，尿流率与排尿压力之间的关系以尿道阻力系数表示。尿道阻力系数的概念源于刚性管道流体力学。尿道与刚性管道不同，因为它是一个不规则，且可膨胀的管道，尿道壁和周围组织有主动或被动活动，因而可对经过的尿流产生影响。所以尿道阻力系数不能作为不同患者之间有效比较的参数。采用 ICS 推荐术语压力 – 尿流率测定记录的膀胱出口梗阻，可以是解剖或功能性的。解剖性梗阻因尿道存在管腔狭窄排尿时不能扩张，尽管尿道括约肌松弛，尿流曲线仍为持续的低平曲线。功能性尿道狭窄时，排尿期尿道括约肌呈收缩状态使尿道狭窄，可为间断或持续性尿道收缩。因此，为了区别解剖性或功能性尿道狭窄，应同时记录尿道压力或尿道外括约肌肌电图。压力记录通常包括膀胱腔内压测定和腹压测定，也可同时记录括约肌肌电图（EMG）；逼尿肌压力由仪器自动计算压力差，即膀胱腔内压减去腹压后所得的值。此种方法可以了解排尿过程中有关逼尿肌功能和尿道功能的信息，若加上括约肌 EMG，还可以评估逼尿肌功能与括约肌活动之间的协调性。

压力 – 流率测定可以对排尿功能障碍进行详细的评估，可诊断膀胱出口梗阻、逼尿肌收缩力受损，以及各种神经源性膀胱功能障碍。

（5）膀胱安全压力测定

正常人储尿末期膀胱压力为 $10 \sim 15$ cmH$_2$O，当储尿期膀胱内压持续 > 40 cmH$_2$O 时，膀胱输尿管反流和肾积水的风险明显增加，膀胱输尿管反流可显著增加间歇导尿导致上尿路感染及肾功能损害的风险。因此，膀胱压力 < 40 cmH$_2$O 时的压力都是膀

胱安全压力，而＞ 40 cmH$_2$O 时的压力为膀胱危险压力。

　　进行 CIC 的患者应在膀胱内压力达到膀胱安全压力之前进行导尿，才能防止尿液反流，达到保护上尿路功能的目的。建议膀胱容量达到危险容量或危险压力之前进行 CIC。而在正常操作过程中，很难控制膀胱内压力刚好达到膀胱安全压力时进行间歇导尿，所以我们推荐当患者膀胱内压力达到 30 cmH$_2$O 前进行导尿（图 41），此时导尿既可以防止膀胱压力过高，增加膀胱输尿管反流的风险，又能减少不必要的导尿，降低下尿路损伤的风险，同时能够提高 CIC 患者的依从性。可以通过简易膀胱测压或尿动力学检查记录膀胱压力达到 30 cmH$_2$O 时的膀胱容量，再利用膀胱容量测定仪指导 CIC。排尿（导尿）日记和膀胱压力容积测定可以帮助确定膀胱安全容量和安全压力。

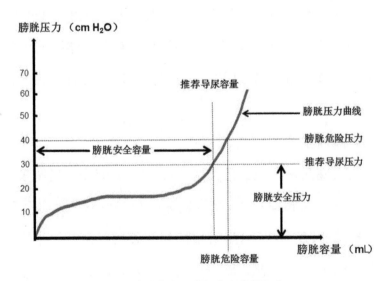

图 41　膀胱安全压力与安全容量示意

（6）排尿和导尿日记

神经源性膀胱患者多数存在排尿障碍，包括排尿困难和尿失禁等，记录导尿日记或排尿＋导尿日记可了解单次排尿量、发生尿失禁次数和漏尿量，对于进行 CIC 治疗的患者，可以记录每次导尿量及导尿的时间，为接下来治疗方案的调整提供依据。

（7）问卷调查

对患者进行问卷调查，以了解患者在 CIC 治疗后的疗效评估及生活质量改善，并根据调查结果对患者间歇导尿进行指导。

1）间歇导尿难度问卷（intermittent catheterization difficulty questionnaire，ICDQ）（表 8），该问卷中 13 项具体的指标包括导尿过程的疼痛、阻力、出血、漏尿等情况，使询问过程更加全面，对导尿过程的难易程度有了量化的指标，这些症状可能提示尿道括约肌的痉挛、尿道狭窄及穿孔等情况。一项对 70 例因尿潴留而进行长期 CIC 患者的研究结果显示，因原发病不同导尿的平均 ICDQ 得分差别也较大，其中因脊髓损伤行 CIC 者平均 ICDQ 得分最低，为 0.7 分。

表 8　间歇导尿难度问卷（ICDQ）

在 CIC 过程中	频率				强度			
	0	1	2	3	0	1	2	3
	从来没有	偶尔有	经常有	持续	无不适	有点不适	可忍受	不适
CIC 给我带来不适								

在 CIC 过程中	频率	强度
我遇到了较小的阻力，无须用力插入导管或等待		
我遇到了阻力，需要等待一会才能继续插入导管		
我遇到了阻力，需要用力才能继续插入导管		
尿管插入过程中始终有阻力		
插入过程中有严重的阻力，需要暂停 CIC		
我需要更换体位或用手帮助减小阻力才能继续插入		
我有腿部痉挛，腿部疼痛、发冷、头痛、出汗等症状		
我有尿道出血的情况		
我需要更换体位才能排空膀胱		
拔出导管时有阻力感		
在 CIC 过程中出现了尿失禁		
导尿结束后会有疼痛感		

2）间歇导尿满意度问卷（intermittent catheterization satisfaction questionnaire，InCaSaQ）（表9），InCaSaQ 对满意度进行了量化，提供了一个评估患者对导尿管满意度的有效的工具。一项大

样本调查结果显示，进行 CIC 患者的平均 InCaSaQ 得分为 2.3 分（2 分为满意，3 分为非常满意）。

表 9 间歇导尿满意度问卷（InCaSaQ）

	问题	0 不满意	1 稍满意	2 满意	3 很满意
包装	关于包装的精细度和体积				
	关于包装的卫生和坚固性				
	关于导管的开口及固定				
润滑方式	关于使用的润滑方式（自身润滑、凝胶润滑、水润滑……）				
导管	关于握住、推进、插入尿道的问题				
	关于插入的容易度和舒适度				
	关于排尿的方便程度（导管和导管附件的长度）				
导尿后	关于导管使用后是否方便处理				

3）患者生活质量评分（SF-36 评分），深入询问 SF-36 问卷中提及的各项问题，能够对患者身心健康进行评估，并且能评估 CIC 对日常活动的影响及限制。

对进行 CIC 的患者密切随访并给予全面的指导是提高 CIC 依从性和降低导尿难度及不适感的重要措施。

（田广润 李琦 整理）

参考文献

1. 文建国，贾智明，吴军卫，等 . 儿童遗尿的评估和治疗进展 . 现代泌尿外科杂志，2015，20（01）：4-9.

2. LIAO L M. Evaluation and Management of Neurogenic Bladder：What Is New in China? International journal of molecular sciences，2015，16（8）：18580-18600.

3. AMARENCO G，SHEIKH ISMAËL S，CHESNEL C，et al. Diagnosis and clinical evaluation of neurogenic bladder. Eur J Phys Rehabil Med，2017，53（6）：975-980.

4. BRIGHT E，COTTERILL N，DRAKE M，et al. Developing a validated urinary diary：phase 1. Neurourol Urodyn，2012，31（5）：625-633.

5. 冯全得，文建国 . 排尿日记评估小儿排尿异常的应用进展 . 现代泌尿外科杂志，2016，21（05）：401-403.

6. GUINET LACOSTE A，JOUSSE M，TAN E，et al. Intermittent catheterization difficulty questionnaire（ICDQ）：A new tool for the evaluation of patient difficulties with clean intermittent self-catheterization. Neurourol Urodyn，2016，35（1）：85-89.

7. GUINET LACOSTE A，JOUSSE M，VEROLLET D，et al. Validation of the InCaSaQ，a new tool for the evaluation of patient satisfaction with clean intermittent self-catheterization. Ann Phys Rehabil Med，2014，57（3）：159-168.

注重 CIC 的并发症治疗与预防

CIC 是确保膀胱排空的有效方法，但是应用过程中有 2%至 8%的并发症发生率，长期进行 CIC 的患者尤其明显。并发症以 UTI 最为多见，其次是尿道、睾丸、附睾和膀胱相关的并发症。为了确保 CIC 的顺利进行，注重 CIC 的并发症治疗与预防非常重要。

47. 尿路感染

CIC 尿路感染属于导管相关性尿路感染（catheter associated urinary tract infection，CAUTI）范畴，是 CIC 最常见的并发症。与一般人群相比，行 CIC 的患者发生尿路感染和肾脏恶化的风险更高。当发生尿道损伤或者膀胱壁损伤时，黏膜屏障受到损害而感染。膀胱壁易受残留尿液中细菌的侵害，当膀胱被残留的尿液充盈时，毛细血管被阻塞，阻止了代谢和免疫底物向膀胱壁的传递。由于对尿路感染的定义和报告方法的研究存在很大差异，很难确定其真实发病率、患病率和相对危险度。UTI 作为 CIC 的并发症，其发病率为每人每年 2.5 次左右，超过 80% 的患者在 5 年内至少经历了一次 UTI。CAUTI 合并肾盂肾炎发生率为 5% 左右。文献报道未能确定各种 CIC 技术之间（如单次使用与多次使用之间、清洁与无菌导尿之间）CAUTI 率有无显著差异，这可能是由于研究设计不合理或患者数量较少造成的。

（1）CAUTI 原因

1）导尿技术不正确。导致尿路感染的导尿技术方面原因包括：①导尿次数不足；②导尿时尿液排空不够充分；③插管技术差和导管护理不当；④液体摄入不足；⑤流质食物摄入过量；⑥导尿损伤。CIC 相关 UTI 及其治疗措施详见表 10。

CAUTI 可能是由于插管技术不佳或在导管到达膀胱之前污染造成，也可能是由生物膜（在导管内表面定居的微生物）的形成所致。在不利条件下（重复使用导管），生物体会从生物膜上脱落并在尿液中自由漂浮，这可能导致症状性感染。

表 10　CIC 相关 UTI 及其治疗措施

原因	机制	措施
排空频率不足	排空频率不足会导致膀胱容量过大，尿液滞留时间长，增加尿路感染风险	定期排尿可以防止细菌迁移到膀胱内，从而产生症状性感染

续表

原因	机制	措施
导尿术时排空不足	导尿时排空不足，导尿后留在膀胱内的残余量促进了细菌增殖	确保膀胱排空，患者应在拔除导管时进行温和的 Crede 动作
进液不足	液体摄入不足。当产生低尿量（每天少于 1200 mL）时，患者倾向减少导尿次数，尿液停滞时间延长	总每日液体摄入量（从食物和所有类型的饮料中）成年女性约为 2.7 L/天，男性约为 3.7 L/天。
导尿技术差和导尿管护理不到位	导尿技术差和导尿管护理不到位将细菌引入膀胱	重新评估插管人员的插管技术。考虑无菌导尿管的应用
过多的液体摄入	过多的液体摄入导致尿液增多，如果不能或不及时调整导尿次数，则导致膀胱高压、膀胱过度扩张风险。	调整液体摄入量或调整导尿次数。早餐和晚餐之间每小时间隔少量的液体，之后减少摄入
夜间多尿	一些患者（如有脊髓损伤和/或多发性硬化的患者和年龄较大的患者）可能有夜间排尿，这与夜间抗利尿激素分泌不足或肾脏扩张或心脏状况受损有关	避免晚上摄入大量液体。晚上增加导尿次数 睡前服用去氨加压素，监测血清钠水平
导尿损伤	导尿术中膀胱、尿路上皮和尿道黏膜破损增加了感染的风险	评估插管技术，以帮助纠正错误的插入技术。考虑另一种导管材质（Coudétip，亲水性涂层），以方便通过。咨询泌尿科医生。

目前没有明确的研究表明改变导管插入技术、导管类型或导尿策略可以改善尿路感染的发病率。复发的症状性尿路感染对于许多长期进行 CIC 的患者来说是一个问题。如果 CIC 的患者发

生临床感染，应考虑治疗。

2）性别因素。在进行 CIC 的患者中，女性更容易出现 UTI。Woodbury、Hayes 和 Askes 报告某社区中 912 例脊髓损伤患者需要进行 CIC，其中一半是女性。女性尿路感染数量明显高于男性。尿路感染的相关因素包括平均导管插入次数多、由护工进行 CIC 等。Moy 和 Wein 报道导尿时间越久 UTI 发生率越高；依赖轮椅的截瘫患者经常进入受到严重污染的公共卫生间进行 CIC 及忽视基本的卫生预防技术可能会更容易引起 UTI。

（2）CAUTI 诊断

1）尿液分析。通常有 4 种方法可用于诊断 UTI。①每高倍镜视野下的尿沉渣中多于 5 个白细胞，应怀疑有 UTI；②每高倍镜视野下未染色的尿沉渣中发现细菌；③尿白细胞酯酶检测能反应尿中白细胞分解而产生的酶；④尿中亚硝酸盐检测，食入的硝酸盐会被尿中的革兰阳性菌分解为亚硝酸盐，因此可检测尿中的亚硝酸盐以诊断 UTI。目前尿液分析的一项或几项检查可以取代尿培养，这些检查可预示尿培养的阳性结果。

2）尿培养。诊断 UTI 的主要手段。膀胱在正常情况下是无菌的，但尿排出时经过外阴可有杂菌污染，为了减少这些影响因素，临床常取清洁中段尿用于尿培养，但 NB 儿童的排尿控尿持续异常，若不方便留取清洁中段尿可采取导尿方式获得尿标本，导尿前的外阴清洁及导尿时的清洁操作至关重要。此外，尿培养需做生长细菌的菌落计数，清洁中段尿培养菌落数 $>10^8$ 个 /L 可确诊，10^7 个 /L ～ 10^8 个 /L 为可疑，$<10^7$ 个 /L 为污染。导尿标本菌落数达到 10^7 个 /L 考虑感染，膀胱穿刺尿标本培养时有细菌生长就应诊断 UTI。

3）CAUTI 的诊断应包括：存在 UTI 临床症状，且符合 UTI 诊断标准即尿常规清洁中段尿离心沉渣白细胞 ≥ 5 个 / 高倍视野（HP）。清洁中段尿培养菌落数 $>10^8$ 个 /L，导尿标本菌落数 ≥ 10^7 个 /L。

（3）CIC 的 UTI 类型和治疗

1）常见的 UTI 类型有菌尿和脓尿。 菌尿指尿液中存在大量的细菌，包括假性菌尿和真性菌尿两种。真性菌尿是指行膀胱穿刺尿细菌培养阳性者；或晨起中段尿细菌培养菌落 ≥ 105 CFU/mL 且细菌相同则可确诊。若存在真性菌尿则可确诊为尿路感染。脓尿是指尿路感染引起黏膜损伤，大量炎症细胞浸润使尿液中存在大量白细胞。

2）治疗：在进行 CIC 治疗的患者中，只需要治疗有症状的尿路感染。治疗措施包括保留尿管（或膀胱造瘘）持续引流尿液和采用抗生素治疗等。抗生素的选择和持续时间将按照合理应用抗生素的相关规定进行。

（4）UTI 的预防

文献报道 CIC 引起尿路感染主要危险因素有：导尿技术不

正确、液体摄入不足、导尿频率低和培训（宣教）不到位，次要的因素有膀胱过度充盈、女性、非亲水图层导管等。因此，为了预防 UTI，应该采取针对性的措施。

1）加强培训宣教。我国目前缺乏关于 CIC 的宣教书籍，因此要求医护人员对患者讲解到位，不但要充分解决患者的疑虑，而且应该充分安抚患者的情绪，让患者从内心接受 CIC，抱着轻松的态度规范进行 CIC。

2）坚持基本的日常预防习惯可能有助于避免高危 CIC 人群中的尿路感染。比如保持手部和会阴部的卫生。

3）严格按照专科医师建议的导尿次数进行导尿。较少的导尿次数会导致较高的导尿量，并增加患者发生泌尿系统感染的风险。因此，合理的导尿次数和避免膀胱过度充盈是极其重要的预防措施。对大多成人来说，每天进行 4~6 次导尿术。如果导尿次数过多会增加引入有害细菌的机会，从而增加感染的发生。

4）饮食调整。一项可能减少感染的措施是食用蔓越莓汁、含有乳酸菌的食物和维生素 C。初步研究证实蔓越莓可抑制大肠杆菌黏附到尿路上皮壁。在一项基于社区的调查中，伍德伯里等人对 CIC 中的脊髓损伤患者进行了调查，发现那些摄入蔓越莓或维生素 C 制剂的人减少了 UTI 的发生率。Hess 及其同事进行了一项小型、随机、双盲、安慰剂对照研究，与对照组相比，服用蔓越莓片的组尿路感染的风险降低了。

5）正确选择导尿管。近年来大量的临床研究包括随机对照试验证明，应用亲水性涂层的导尿管可以减少尿路感染的发生。Cardenas 等对北美 15 所脊髓损伤中心 224 例急性期创伤性脊髓损伤患者进行的临床实验研究表明，使用亲水涂层导尿管进行 CIC 的患者与使用无涂层普通 PVC 导尿管（加润滑油）的患者相比，首次发生需要用抗生素治疗的症状性泌尿系统感染的时间明显延后。同时使患者在住院期间尿路感染的发生率下降 21%。亲水涂层导尿管和普通 PVC 导尿管相比，能够减小尿管与尿道之间的摩擦力，因此可以减少由于插管对尿道造成的微小创伤，减少泌尿系统感染的发生。而且亲水涂层导尿管在方便性、舒适性等方面的总体满意率也较高，患者更乐于接受并长期应用。一项对健康男性志愿者的随机试验研究也得到相同的结果。

6）常见 CIC 相关 UTI 的预防措施如下。

①保持卫生，尤其是手和会阴的卫生：在导尿之前，应彻底洗手。生殖器应每天用肥皂和水清洗，并始终从前到后清洗。最好在排便前进行导尿，以最大程度地减少大肠杆菌对尿道的污染。建议性交后立即进行会阴清洗，因为性交可能将肛门细菌推入尿道。在性活跃女性中避免使用杀精子润滑剂，因为这些产品可能会改变正常的阴道和下尿道菌群。

②指导男性患者在插入导管过程中正确放置男性尿道，以最大程度地减少导管穿过尿道弯曲部分时造成的创伤。

③小心避免接触导管的尖端和／或使其接触其他表面。

④如果绝经后的女性患者会阴部组织雌激素不足，请考虑使用阴道雌激素药物。

⑤沿导管使用大量的润滑剂（尤其是男性患者），因为干燥的导管可能会引起尿道分泌物，导致细菌污染。

⑥让患者每天至少导尿 4 ～ 6 次使膀胱尽可能排空。防止膀胱过度充盈。

⑦鼓励每次执行 CIC 时都使用新导管。大多数导管的制造和包装均仅供无菌使用。

⑧膀胱酸化可能会阻止细菌生长。在没有导管治疗的人群中，已建议使用蔓越莓来防止肠道细菌在尿道和膀胱中的生长。某些患者可能禁止服用蔓越莓（如容易产生草酸盐或尿酸的患者）。抗凝治疗患者禁用蔓越莓，不建议该人群使用。饮食中的乳酸杆菌（酸奶）已被证明可以阻止大肠杆菌在尿道中生长。

（5）CAUTI 治疗和预防

1）药物治疗

对 CAUTI 的快速诊断和合理应用抗生素是有效控制感染和预防上尿路损害的关键。CAUTI 急性期，在应用抗生素以前尽快正确收集尿液做细菌定量培养。临床未得到药物敏感结果前，常需要经验性选用抗生素治疗，迅速使用强有力的抗生素可防止肾瘢痕形成。不同抗菌药物的作用机制存在差异，主要分为以下几种：①抑制病原菌细胞壁合成，促进致病菌在低渗环境下膨胀破裂；②抑制蛋白质合成；③提升病原菌细胞膜通透性，致病菌内平衡失调死亡。因此，需根据致病菌选用合适类型抗生素，滥用抗生素不仅难以达到治疗效果，影响病情控制，还会引起病原菌耐药性增强。

青霉素类在长期、广泛使用后，病原菌普遍耐药性较高，其中大肠埃希菌类产 ESBL 对于阿莫西林耐药率已 >88%，同时对于美洛西林和氨苄西林耐药率较高，但是阿莫西林和氨苄西林对于粪肠球菌仍存在较高抗菌活性，临床治疗根据药敏试验可以选用。哌拉西林他唑巴坦属于半合成的青霉素类药，对于 β- 内酰胺酶较稳定，同时对产 ESBLs 菌株具有一定抗菌活性，可被应用于产 ESBLs 菌株导致的复杂 UTI 治疗中。第 1~3 代头孢菌素类药口服常被应用到非复杂 UTI 的治疗中，随着头孢菌素类被长期不合理应用，导致耐头孢类病原菌扩散和产 ESBLs 菌株产生增多。常用的第 1~2 代头孢类抗生素如头孢呋辛等在 NB 并 UTI 患儿中治疗效果较差，3 代头孢的药物敏感性亦不容乐观，提示头孢菌素类广泛应用后引发的耐药和多重耐药现象日趋严重，临床部分选用的抗生素包括：头孢曲松、头孢他啶、头孢吡肟等，应用时需有药敏依据。

碳青霉烯类药物是抗菌谱最广，抗菌活性最强的非典型 β-内酰胺抗生素，已经成为治疗严重细菌感染最主要的抗菌药物之一。主要包括美罗培南、亚胺培南和厄他培南。碳青霉烯类药对于革兰阳性菌、革兰阴性菌和厌氧菌均有一定抗菌活性，除能被碳青霉烯酶水解之外，对其他的 β- 内酰胺酶稳定，该类药物常被应用于治疗产 ESBLs 革兰阴性菌导致的严重复杂 UTI 中。厄他培南的半衰期较长，每日可给药一次，可治疗产 ESBLs 革兰阴性菌引发的社区复杂 UTI，但无法治疗耐甲氧西林金黄色葡萄球菌（methicillin-resistant staphylococcus aureus，MRSA）与抗万古霉素肠球菌（vancomycin-resistant enterococcus，VRE）感染。美罗培南和亚胺培南能治疗医院革兰阳性菌、革兰阴性菌复杂 UTI，但无法治疗 MRSA 及 VRE 感染。多尼培南属于一类新剂型，对医院复杂 UTI 的疗效较好，对革兰阳性菌存在一定抗菌活性，但无法治疗 MRSA 及 VRE 感染，对部分铜绿假单胞菌感染活性较美罗培南更优，应保留用于铜绿假单胞菌、多病原菌与多重耐药革兰阴性菌严重感染类患者。因碳青霉烯类广泛应用后可加重诱发较多种类的病原菌耐药和多重耐药，有研究指出临床已出现耐碳青霉烯类病原菌，因此使用时应严格把握适应证。

喹诺酮类抗菌药物是人工合成的对细菌 DNA 螺旋酶具有选择性抑制作用的一类药物。环丙沙星和左氧氟沙星等对于革兰阴性菌具有抗菌活性，而对革兰阳性菌作用不强。左氧氟沙星与环丙沙星是非复杂 UTI 的一线治疗药物，在复方磺胺甲恶唑耐药率较高地区适用性较高。有研究指出，大肠埃希菌产 ESBLs 菌株对环丙沙星和左氧氟沙星耐药率均是 86.3%，肺炎克雷伯菌产 ESBLs 菌株对于以上两种药物耐药率为 46.2%、50%。喹诺酮类药物抗菌谱广，对铜绿假单胞菌有特殊活性，在成人中使用广泛，因其可影响儿童软骨发育应慎用。多黏菌素类抗菌药物是细菌壁去污剂，可杀灭铜绿假单胞菌、产 ESBLs 类革兰阴性菌（除变形菌属外），对多重耐药革兰阴性菌导致的复杂 UTI 有良好疗效。因多重耐药革兰阴性菌感染的发病率不断增加，加上有效抗假单胞菌药的缺乏，因此多黏菌素类药开始被重新应用到多重耐药菌导致的复杂 UTI 治疗中。目前常用制剂包括黏菌素、多黏菌素 B 和甲磺酸多黏菌素 E，但用药后易出现肾毒性反应，因此儿童需要慎用。两性霉素 B、氟康唑、伊曲康唑等此类药物耐药较为常见，多不单独使用。

临床可首选酶抑制剂哌拉西林他唑巴坦抗感染治疗，在儿童中每天静脉总用量按体重 30 ～ 100 mg/kg，分 3 次使用即每 8 小时 1 次，疗程至少 1 周，待尿常规转阴与尿培养两次阴性后停药，继续口服阿莫西林、头孢类或呋喃妥因肠溶片维持至门诊复诊。对于尿培养病原菌提示哌拉西林他唑巴坦耐药者，根据药敏试验选择抗生素。碳青霉烯类抗生素对病原菌敏感性高，一般用于严重感染者。年龄 3 个月～ 12 岁的儿童，根据感染类型的严重程度、致病菌敏感性和患者的具体情况，美罗培南每 8 小时规定按剂量 10 ～ 20 mg/kg 给药，待尿常规转阴与尿培养两次阴性后停药，3 个月以下婴幼儿对本品疗效和耐受性不清楚。在感染治疗期间，尿液培养出多种病原菌者，需根据药敏结果联合用药。有研究指出，可向膀胱内滴注庆大霉素控制感染并取得较好疗效。

NB 患者的继发反流增加了肾盂肾炎的风险。对于复发性 UTI 伴有膀胱输尿管反流患者，待感染控制后应开始使用预防性抗生素，防止炎症损害肾脏，也为低级别反流自然消失或高级别反流手术获得时间。预防性抗生素所选择的药物应当是具有抗菌谱广、价廉、尿液中浓度高、对患儿毒性小的特点。预防量应为治疗量的 1/3~1/2，一般睡前顿服，使药物在尿液中留存的时间更长。临床上预防性抗生素可选择呋喃妥因肠溶片或头孢类口服药如头孢克洛、头孢克肟等。1 个月以上小儿呋喃妥因肠溶片治疗量每日按体重 5 ～ 7 mg/kg，预防量取其 1/3~1/2 每晚顿服。头孢克洛儿童常用量为每天 20 ～ 40 mg/kg，分 3 次（每 8 小时 1 次）给药，预防量取其 1/3~1/2 每晚顿服，新生儿慎用该药。

2）手术治疗

膀胱容量小、持续性排尿控尿功能障碍、膀胱输尿管反流等是导致或引起反复性 UTI 的重要影响因素。下列情况应该考虑手术：①有明显神经病变者；②膀胱容量持续性缩小；③药物不能控制感染或不能防止感染；④肾功能下降；⑤显著的肾生长抑制；⑥进行性肾瘢痕形成等。

3）支持治疗

在充分消毒和清洁条件下继续间歇导尿，适当补液、碱化尿液。

总之，UTI 是 CIC 最常见的并发症之一。无症状菌尿不用治疗。但是，伴有发热或尿白细胞明显增多者需要留取尿液进行细菌培养和应用抗生素治疗。必要时停止 CIC 改为膀胱造瘘进行尿液引流。

48. 尿道相关并发症

（1）疼痛及不适

尿道黏膜及神经完整的患者在导管插入或拔出的过程中，以及膀胱痉挛或尿路感染发生时，可能会感到疼痛和不适。老年妇女的盆底肌肉不完全松弛或黏膜萎缩可在导管插入或者拔出过程中引起疼痛。在 CIC 培训（宣教）期间，对疼痛的恐惧可能会影响学习和心态放松。插入导管时的剧烈疼痛对生活质量有显著影响。因此，应当对拟实施 CIC 的患者进行培训，尽可能帮助患者掌握减轻疼痛的方法。

1）预防：询问病史了解患者尿道感觉。许多 NB 患者尿道感觉迟钝或消失，不存在导尿时尿道疼痛问题。但是另一些患者

CIC 时尿道疼痛可能非常显著。CIC 是否引起尿道疼痛个体差异较大。对于尿道敏感患者，采取如下措施进行预防：①尽可能选择较小型号的尿管；②适当的导管润滑和正确的尿道定位可以减轻尿道的疼痛，尤其是男性尿道的疼痛。③尿管使用利多卡因乳膏涂抹或导尿前尿道使用局部麻醉软膏等。在女性中，尿道和会阴组织雌激素不足可能引起疼痛。随着时间的流逝，导管插入期间的疼痛和不适通常会减轻。

2）治疗：一般导尿管拔出后疼痛缓解或消失，极个别患者短期内持续感觉疼痛，可以口服止痛药缓解。除此之外，紧张和焦虑是不适及疼痛的危险因素，因此导尿管插入过程当中应当尽可能让患者放松。

（2）尿道炎

尿道炎是男性 CIC 过程中的主要并发症之一，历史研究表明，在接受 CIC 治疗的患者中，尿道炎的发生率为 1% ～ 18%。常由于导尿次数过于频繁和清洁意识差引起。然而，导尿管的材质特性和导尿技术近年来发生了很大的变化，将历史经验直接应用于现在的患者显然是不科学的。现在仍然缺乏尿道炎发病率和相关危险因素的数据。

1）预防：导尿过程应做到清洁。规律饮水，避免导尿次数过于频繁。

2）治疗：一般无须特殊治疗，如发生尿道感染则行控制感染治疗。

（3）前列腺炎

成人 CIC 这种情况经常发生，文献报道发病率为 18% ～ 31%。

1）预防：严格按照 CIC 步骤规范进行 CIC。

2）治疗：实施 CIC 的患者发生前列腺炎应该用抗生素治疗，治疗应按照标准化方案进行，通常使用 4 周抗生素，在前列腺聚集达到较高浓度，并在急性期进行膀胱造瘘。

（4）尿道出血

在进行 CIC 操作初期，患者经常会出现尿道出血，表现为导尿后导尿管顶端带血，偶见导出尿液颜色发红，这种情况问题不大。文献报道需要长期 CIC 的患者中，有三分之一会定期发生尿道出血。长期 CIC 的患者持续性尿道出血可能是 UTI 的征兆。

1）预防：导尿动作要轻柔。在男性要正确处理尿道三个弯曲，如果导尿管插入时阻力较大立即停止 3~5 秒。女性可稍微旋转导尿管，然后继续，切忌强行插入。

2）治疗：该症状一般 1 周后消失，有的可持续 2 周，一般不需要治疗。如果出现持续尿道出血，则应检查尿常规和尿液培养以确定是否存在尿路感染，如果存在则按照尿路感染治疗，期间可正常清洁 CIC。如果不存在尿路感染或者尿路感染治疗效果不佳则暂停清洁 CIC，3 ～ 5 天后再次尝试，期间可腹压排尿或者留置尿管，这种情况非常少见。

（5）假道形成

尿道假道形成是 CIC 较常见的尿道并发症，伴有尿道狭窄或前列腺肥大的患者中常见，假道可能发生在尿道外括约肌的位置，也就是前列腺的远端。尿道狭窄、逼尿肌括约肌协同失调，以及前列腺肥大的患者要警惕尿道假道的形成。

1）预防：熟悉患者尿道解剖结构，避免暴力导尿。尿道狭窄或者前列腺肥大的患者应引起重视。

2）治疗：CIC 时尿道损伤可以导致假道形成，导尿时导管进入假道而不是膀胱，使无法完成 CIC 治疗。在这种情况下，应该使用抗生素和保留尿管持续引流 2～3 周。

（6）尿道损伤

尿道损伤在进行 CIC 的患者中很常见，特别是在早期，高达 30% 的患者会出现尿道出血。润滑不足或插入导尿管的动作过于暴力可引起尿道痉挛，此时不进行调整就可能会引起尿道损伤，可以同时导致尿道出血和假道的形成。

1）预防：导尿前充分润滑导尿管，如果导尿管插入时阻力较大应立即停止 3~5 秒，女性可稍微旋转导尿管，然后继续，切忌暴力导尿，避免引起尿道痉挛。

2）治疗：在神经源性功能障碍患者中，使用亲水涂层导管可显著降低镜下血尿的发生率。使用润滑剂可以降低尿道创伤的风险。及时调整导尿方式，避免发生更严重的并发症。

（7）尿道狭窄

尿道狭窄的发病率约为 5%，仅见于男性。虽然细胞学分析表明，亲水性涂层导尿管引起的尿道炎症较少，但是否可以降低尿道狭窄的发生率需要收集更多的证据来证明。尿道狭窄形成的风险随着时间的延长而增加，大多数狭窄出现在 5 年后。插入导尿管动作轻柔和使用润滑剂可以降低其发病率。尿道狭窄可能是尿道反复受到微小创伤引起炎症反应的结果，并且在自我 CIC 的患者中更常见。当导尿管插入变得困难时可能是发生了尿道狭窄。导尿频率高的患者上述尿道改变的发生率更低，这可能是因为这些患者在 CIC 操作技术方面更为熟练，因此发生尿道创伤的机会较少。

1）预防：充分熟悉 CIC 流程，避免导尿引起的创伤。有研究报道，导管表面是否光滑是尿道狭窄发生的一个重要因素，使用亲水性导管时尿道狭窄的发生概率可能会降低。因此尽可能选择亲水性导管来进行 CIC。

2）治疗：如发生尿道狭窄，需及时就医，可给予留置尿管治疗。

49. 膀胱相关并发症

（1）血尿

行 CIC 治疗的患者出现血尿是正常的，但不应持续存在。

膀胱出血表现为引流尿液颜色发红，UTI 或尿道狭窄容易发生出血。血尿也可由尿道引起，一般是尿道口有新鲜血液或导尿后导尿管顶端带血。

1）预防：导尿管插入膀胱不宜过深，避免损伤膀胱壁。

2）治疗：可口服药物治疗。

（2）膀胱结石

长期 CIC 使儿童和成人膀胱结石的发生率显著升高，尤其是有阑尾输出道手术史的患者膀胱结石的风险更高。其发病机制通常是耻骨上阴毛进入膀胱并成为结石形成的核心。黏液在膀胱扩大手术后膀胱结石的形成过程中起着重要作用。另外，研究表明黏液钙磷比可能是未来结石形成的预测指标。

1）预防：导尿动作要轻柔，避免把异物带到膀胱。

2）治疗：如发生膀胱结石，需及时就医治疗。应采取更积极的措施清除膀胱黏液预防结石形成。

（3）膀胱穿孔

这是一种罕见的并发症，仅有零星报告，多发生在膀胱扩大手术后或有膀胱吻合口的膀胱。

1）预防：膀胱扩大手术后应进行足够长时间的持续导尿，确保膀胱吻合口充分愈合。使用材质柔软的导尿管，插入膀胱不易过深，避免损伤膀胱壁。

2）治疗：治疗方法为留置导尿管持续引流 7 ～ 10 天，同时给予抗生素治疗。如果渗漏仍然存在，可能需要手术治疗（膀胱造瘘等）。

（4）膀胱内导尿管打结

膀胱内导尿管打结极为罕见，多由于尿管插入过多，操作不当所致。导尿管打结无法拔除尿管时可以考虑软式膀胱镜进行治疗。

50. 附睾睾丸炎

在进行 CIC 的患者中附睾炎常见，文献报道其发病率高低不一，这种感染在患有尿道狭窄的患者中更为常见。研究显示其发病率范围非常广泛，短期内为 3% 至 12%，长期则超过 40%，风险增加 7 倍。附睾炎或附睾睾丸炎也是脊髓损伤男性患者自我 CIC 最常见的生殖器感染之一，

1）预防：总体来说，此类并发症发生比较少见，无须特殊预防，按规范行 CIC 治疗即可。

2）治疗：进行 CIC 的患者发生附睾炎应采用抗生素治疗，抗生素的选择和应用持续时间参考相关应用指南。

总之，CIC 并发症较多，但均可防可治。CIC 的正确操作方法、液体摄入不足、不能及时导尿和培训不到位等都是 CAUTI

的相关因素。护士及医生要根据患者的具体情况进行针对性训练和指导是预防并发症的重要举措。

（王庆伟　单帅帅　周广伦　李守林　整理）

参考文献

1. DIK P，DE KORT LMO，VEENBOER PW. Neurogenic Bladder：Myelomeningocele，Occult Spina Bifida，and Tethered Cord// Mosiello G，Del Popolo G，Wen J，De Gennaro M.Clinical Urodynamics in Childhood and Adolescence.Cham：Springer，2018：127-141.

2. NEWMAN D K，WILLSON M M. Review of intermittent catheterization and current best practices.Urol Nurs，2011，31（1）：12-28，48.

3. WEN J G，DJURHUUS J C，ROSIER P F W M，et al. ICS educational module：Cystometry in children. Neurourol Urodyn，2018，37（8）：2306-2310.

4. 张国贤，何翔飞，张艳，等.神经源性膀胱患儿清洁间歇导尿致复发性尿路感染的危险因素.中华实用儿科临床杂志，2018，33（11）：812-815.

5. LI Y，WEN Y，HE X，et al. Application of clean intermittent catheterization for neurogenic bladder in infants less than 1 year old.Neuro Rehabilitation，2018，42（4）：377-382.

儿童 CIC 应同时注重排尿训练和生物反馈治疗

NB 婴幼儿和儿童常因排尿困难而行 CIC。这些患儿都处于生长发育状态，部分患儿膀胱功能和盆底控尿能力会随着年龄的增长而改善。排尿训练和生物反馈治疗有利于这些患儿膀胱功能和盆底控尿能力的改善。CIC 患儿的排尿训练和生物反馈治疗目的是让完全靠 CIC 排尿的患儿通过治疗后成为部分（早晚）CIC 患儿，有效减少 CIC 次数。让部分 CIC 患儿摆脱对 CIC 的依靠。在此重点介绍排尿训练和生物反馈治疗的方法，以及如何通过这些方法促进 CIC 患儿排尿功能恢复。针对不同情况的患儿除了进行 CIC 之外，还可选择部分排尿训练和盆底训练，或者排尿训练联合生物反馈治疗，这些措施是对 CIC 患儿康复更为全面的诊疗和护理方式。

51. 排尿训练

（1）小儿排尿特点

正常排尿和控尿功能受一系列相关神经和组织结构因素影响，也因与社会环境与行为认知等因素有关而变得复杂。

正常排尿活动：排尿功能发育成熟后可以通过意识活动在一定范围内改变储尿和排尿的进程，能够随意识去起始或中断排尿。储尿和排尿过程都有意识的参与：在膀胱未充盈时，大脑皮质可随意解除脑桥排尿中枢的抑制而进行排尿；出现尿意时可以一定程度上延迟排尿，排尿过程中可以通过意识中断排尿。意识性排尿是受到大脑皮质排尿中枢控制的一种高级神经活动。

小儿排尿活动：排尿控制是通过后天学习与训练逐渐掌握的条件反射，正确的排尿训练有利于排尿控制的发育。人类婴儿时期是不能控制排尿的，因为大脑皮质排尿控制中枢尚未发育完全，而皮质下排尿中枢发育完好，所以会无意识地反射性排尿。例如，新生儿即为反射性协调排尿，无须意识活动的参与，只需逼尿肌收缩和尿道括约肌松弛，并且二者相互协调，即可排出尿液。而随着年龄增长，神经系统不断发育，排尿控制中枢和周围神经系统逐渐发育成熟，排尿控制中枢由低级向高级转移，抑制逼尿肌收缩的中枢神经发育完善，转变为受意识控制的排尿。正常情况下通过后天的发育和训练使得膀胱功能、尿道功能和膀胱尿道功能协调性日趋完善，逐渐形成意识性排尿，通过排尿训练

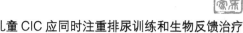

控制正常排尿活动，即使膀胱逼尿肌无收缩，膀胱充盈到一定程度，小儿感知到排尿信号，也可通过增加腹压、松弛尿道括约肌和（或）松弛盆底肌，相互协同作用控制排尿。

（2）把尿训练

把尿或把便是指用一定姿势帮助排尿或排便，包括双腿向上，屁股朝下，背靠着大人的腹部，让幼儿屁股在马桶或尿盆上方。同时，要发出"嘘嘘"的声音，幼儿排尿或排便时会发"嗯嗯"的声音，在此基础上诱导幼儿的排尿、排便。有研究通过记录新生儿脑电图显示，膀胱充盈过程能明显增加大脑皮质放电，在婴儿期排尿控制已涉及到复杂的神经通路和高级神经中枢，另有研究表明在 9 个月龄时即获得了括约肌自主控制，可作为开始进行排尿训练的理论基础。

把尿方法：一般选择在喂奶后 30 ～ 40 分钟左右，或刚睡醒时，用传统的把尿方式，注意小儿体位的舒适性与安全感，每次时间不宜过长，以 1 ～ 3 分钟为宜，可辅以口哨、"嘘嘘"声或流水声等声音刺激诱导排尿。

适应证：婴儿期即可开始进行排尿训练，有文献报道最早可开始进行把尿训练的年龄为 6 个月龄。国内也有研究表明婴幼儿在出生后 12 个月之内开始接受把尿训练，能有效减少儿童期排尿异常的发生。

（3）行为认知训练

行为认知训练包括如厕训练（toilet training）和正确认知培养。如厕训练是指能走路的孩子在坐便器上或蹲厕练习大小便，通过这样的训练让幼儿定时排尿、排便，保持会阴部清洁干燥。家庭教育在儿童形成正确排尿行为认知的过程中起着非常重要的作用，家长要有正确的认知，给儿童养成良好的生活习惯、饮食习惯、排便习惯。

方法：如厕训练的前提是幼儿会走路，可以独立完成坐下起立等动作，选用合适的道具，如坐便器，定时让孩子练习穿脱裤子、坐便或蹲厕等动作，训练如厕行为。儿童可能在某一年龄段开始表现出局促不安、夹腿或发出拟声及语言表述意愿，此时应正确引导行为认知，鼓励表达排便意愿，指导正确排便行为、场所、时机和姿势，帮助卫生清洁。日间排尿间隔时间逐渐延长，儿童睡醒后小便仍保持干态，可进行夜间排尿训练，晚饭前后适当限制饮水量，入睡前排尿，必要时夜间唤醒排尿。

适应证：通常儿童在 1.5～2 岁时可以保持小便干燥状态并持续几个小时，大便固定在某一时间段，这表明开始做好排尿排便训练的准备。此外，还应关注儿童的心理情感准备，当儿童萌生对大小便及相关行为的兴趣时即是做好了心理情感的准备。有团队研究农村儿童与城市儿童的夜遗尿（nocturnal enuresis, NE）患病率及尿不湿使用率和排尿训练对遗尿的影响，得出结论：较早进行排尿训练及较少使用尿不湿的患儿，NE 的患病率更低，加强排尿训练有助于减少儿童 NE 的发生。

（4）儿童膀胱训练

膀胱训练（bladder training）或儿童排尿训练（voiding training）是指通过有意识的控制和进行一些功能锻炼来改善膀胱的储尿和排尿功能。主要包括：定时排尿、延时排尿、反射性（扳机点）排尿训练、代偿性排尿训练（Valsalva 屏气法和 Crede 动作）、盆底肌训练和肛门牵张训练。

方法

1) 定时排尿：目的在于控制膀胱容量、减少尿失禁的发生、预防膀胱高压对上尿路的损害。根据排尿日记记录的饮水量、排尿频率、排尿量，可结合饮水计划规律性地进行排尿活动。低顺应性膀胱的患儿应将尿流动力学检测的安全膀胱容量作为排尿量参考值，制定排尿间隔时间，并定期随访膀胱压力变化，调整排尿间隔时间。安全容量小，但又有部分自主排尿能力的患儿，可以在第一次排尿后间隔数分钟进行第二次排尿，尽可能减少膀胱排尿后残余尿；如果随着年龄增加膀胱容量仍不增加或发生膀胱挛缩，输尿管反流，则需要考虑行膀胱扩大手术，改善膀胱顺应性。

2) 延时排尿：主动延迟排尿间隔时间，达到增加膀胱尿意容量，减少排尿次数，抑制膀胱活动亢进的目的。部分患儿在逼尿肌不稳定收缩启动前可感觉尿急，并能收缩括约肌阻断尿流出现，最终中断逼尿肌的收缩。CIC 患儿一般因膀胱功能低下或逼尿肌收缩乏力，很少需要延时排尿训练。

3）扳机点排尿训练：导尿前通过寻找刺激点，诱发膀胱逼尿肌收缩，如轻轻叩击耻骨上区或大腿上 1/3 内侧，牵拉阴毛、挤压阴蒂（茎）或用手刺激肛门诱发膀胱反射性收缩，产生排尿。其本质是刺激诱发骶反射排尿，其前提是具备完整的骶神经反射弧。

4）代偿性排尿训练：① Valsalva 屏气法：排尿时通过屏气、收紧腹肌等动作增加腹压将尿液挤出体外。② Crede 动作：是通过按压下腹或耻骨后下方挤压膀胱协助排尿的方法。可用拳头于脐下 3 cm 深按压，并向耻骨方向滚动，动作缓慢柔和，同时增加腹压帮助排尿。可有效改善排尿，减少残余尿。

5）盆底肌训练：通过有意识反复主动收缩和松弛包括尿道括约肌在内的泌尿生殖器周围骨盆横纹肌以增强盆底肌的收缩能力，如：①在不收缩下肢、腹部及臀部肌肉的情况下自主收缩盆底肌肉（会阴及肛门括约肌），每次收缩维持 5 ～ 10 s，每组重复 10 ～ 20 次，每日 3 组；②做呼吸训练，吸气时收缩肛门周围肌肉，维持 5 ～ 10 s，呼气时放松；③坐在椅子上，由后向前缓慢地把肛门、阴道、尿道周围等盆底肌收缩上提，类似阻止肛门排气持续 10 s，然后缓慢放松；④坐在马桶上，两腿分开，开始排尿，中途有意识地收缩盆底肌肉使尿流中断，如此反复排尿、停止排尿，重复多次；以增强支持尿道、膀胱、子宫和直肠的盆底肌肉力量，以增强控尿能力，改善尿失禁、抑制逼尿肌过度活动。

6）肛门牵张训练：先缓慢牵张肛门使盆底肌放松，然后采用 Valsalva 屏气法排空膀胱。

适应证

1）定时排尿适用于膀胱感觉功能障碍、膀胱尿意容量巨大、严重的低顺应性膀胱，或者上述情况并发的患儿。

2）延时排尿适用于逼尿肌过度活动引起的尿频、尿急和尿失禁或有逼尿肌不稳定、膀胱尿意容量小但膀胱实际容量正常（如麻醉后膀胱容量正常）、无明确器质性下尿路梗阻的患儿。禁用于严重的低顺应性膀胱、器质性膀胱容量减少，即有明确的器质性下尿路功能障碍者。

3）扳机点排尿并不是一种安全的排尿模式，仅适用于少数骶上脊髓病变引起排尿困难的患者：逼尿肌 - 括约肌功能协调；膀胱收缩容易触发，且收缩时压力在安全范围，收缩时间足够；无尿失禁。禁用于逼尿肌收缩不良、引发非协调性排尿、膀胱内压力持续高于 40 cmH$_2$O、膀胱输尿管反流、膀胱容量过小、复发性尿路感染持续存在的患者。

4）代偿性排尿可能导致膀胱压力超过安全范围，膀胱输尿管反流，致使上尿路损害，临床上不推荐常规使用。只适用于逼尿肌无反射且无膀胱输尿管反流的骶下神经病变者、腹肌收缩无力和尿道括约肌收缩不良者，并且需随访尿流动力学检查和上尿路安全。禁忌证主要包括存在膀胱输尿管反流、膀胱出口梗阻、逼尿肌-括约肌协同失调、肾积水、盆腔器官脱垂、症状性泌尿系统感染、合并疝气等。

5）盆底肌训练适用于不完全去神经化的盆底肌，即尚有收缩功能的神经源性尿失禁及神经源性逼尿肌过度活动患者。慎用于心律失常或心功能不全、膀胱出血（血尿）、尿路感染急性期和肌张力过高者。

6）肛门牵张训练（适应证及禁忌证同代偿性排尿）。

（5）临床应用

在进行排尿训练的同时，还需要使用各种类型的排尿日记来辅助训练，这有利于动态评估患者下尿路症状，便于调整训练方案和随访治疗效果，而且简单、无创、客观。CIC 作为 ICS 推荐的排空膀胱首选治疗方法，在临床被广泛运用。根据 EAU 和 ICCS 指南推荐出生后排尿困难或严重尿潴留的神经源性膀胱应立即开始 CIC。

这部分患儿开始 CIC 后，如果不能像正常的婴幼儿一样进行排尿训练，那么很难建立靠增加腹压或排尿时松弛括约肌等排尿方式。因此，对于此类婴幼儿开展把尿训练和如厕训练有一定的临床意义，在上尿路安全的前提下，提倡导尿前尝试把尿训练、如厕训练等排尿训练，而一些年龄较大的儿童恢复早期不进行排尿训练，在一定时间内也很难掌握正确的排尿方式，这样逐步减少 CIC 次数或避免 CIC 的目标就很难实现。对于其他情况的此类儿童开展排尿训练可以促进膀胱排空，减少残余尿，降低感染发生率，保护肾脏功能，减少下尿路功能障碍对机体的损害，提高患者生活质量。

52. 生物反馈

生物反馈又称生物回授，是指运用仪器（通常是电子仪器）通过视觉或听觉信号，显示人体内部正常或异常活动，并回馈于患者，让患者自己能够了解掌握自身机体状况，然后能够有意识地控制自己的心理和身体活动，相应调整自己的身体机能，从而达到治疗的效果。广义上讲很多形式都可以称为生物反馈，可以用特殊的、复杂的设备，也可以用简单的温度计、量表（如排尿日记）等实现信息反馈，达到调整机体功能，治疗疾病的目的。

多数的下尿路症状和功能障碍继发于神经肌肉源性疾病，在进行生物反馈训练之前需进行完整的病史和体格检查，评估盆底肌肉功能，有助于评估疾病的性质（急性或慢性），明确病因（神经源性、解剖型、手术创伤、功能性、炎症性或者特发性），制定训练方案。

常用的生物反馈仪有肌电反馈仪、皮温反馈仪、皮电反馈仪、脑电反馈仪、血压反馈仪、心率反馈仪等，也可以联合尿动力学分析仪等检查仪器，记录参数变化并加以引导，达到治疗效果。联合生物反馈系统与尿流率检测，可以让儿童在排尿的同时观察自己的尿流曲线和盆底肌活动曲线，帮助患儿感知和理解逼尿肌和盆底肌的收缩与放松。在此主要介绍运用肌电生物反馈治疗仪进行生物反馈训练及电刺激治疗。

（1）生物反馈训练

生物反馈训练（biofeedback）是在行为疗法的基础上延伸发展的一种技术，是以学习为基础的一系列自我训练技术，利用现代化电子设备，将我们平常感知不到的机体内生理变化过程的信息，例如，肌电活动、血压、心率、皮肤电及脑电波活动等变化记录下来，再经过仪器处理放大，转换成可以被我们感知到的信号，可以是视觉信号或听觉信号等，然后再通过我们的感官反馈到意识中，个体根据机体反馈的信号，有意识地调节控制机体各器官在一定范围内活动的自我控制技巧地训练，以达到治疗目的。

方法

1）病史采集：包括基本信息、家族史、既往史、手术外伤史、药物及过敏史、治疗史、其他检查史、饮食习惯、家庭教育情况等，针对不同疾病可以各有侧重点。

2）告知：对于成人可以让其了解盆底肌和腹部解剖结构及功能，了解其与临床症状之间的关系，理解自己是治疗的主体，以达到治疗的最佳疗效。对于儿童需根据年龄和交流程度尽可能简单的让他们了解为什么做，怎么做，以取得较高的配合度。

3）配合：①体位选择，成人可选择舒适卧位，儿童建议选择侧卧位，双腿屈曲，放松姿态，因为儿童常常掌握不好训练用力的要点，常出现双腿腹部全身用力的情况；②用力方式，在不收缩下肢、腹部及臀部肌肉的情况下自主收缩盆底肌肉（会阴及肛门括约肌）。

4）评估：评估程序应贯穿全程，动态评估，必要时予以调整训练方案。①治疗前评估，选择评估程序，评估盆底肌功能，包括快速纤维肌和慢速纤维肌（一类、二类纤维肌）功能和疲劳度评估等（图 42），根据评估结果和病情，制定训练方案。机体大部分横纹肌由三个运动单元组成，一种缓慢收缩肌纤维，两种快速收缩肌纤维。尿道内括约肌主要由缓慢收缩肌纤维组成，尿道旁横纹肌则是由三种肌纤维共同组成；②治疗中评估，选择对应的训练程序开始训练，治疗者从旁指导，在最初评估及训练中让其学会正确地平衡肌肉活动。小儿建议以带动画游戏等程序的仪器进行治疗，增加趣味性，提高配合度，训练难度应动态调整，宜先从简单向困难过度，以免小儿失去兴趣，导致治疗难以进行（图43）；③治疗后评估，每一阶段训练结束后，需重新评估患者盆底肌功能，包括各类肌力评估和疲劳度评估、临床症状及疗效评估。

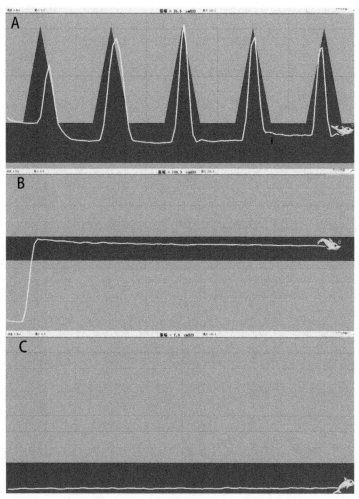

A.快肌纤维活动；B.慢肌纤维活动；C.疲劳度评估。

图 42　盆底快速和慢速纤维肌功能及疲劳度评估

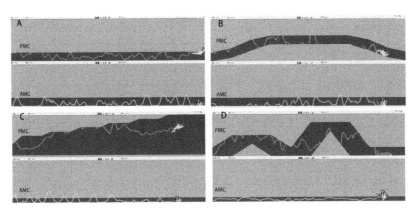

PMC 为盆底肌运动曲线，AMC 为腹肌运动曲线。A. 放松状态下的记录曲线，B. 盆底松弛征综合征的训练记录曲线；C. 加强型盆底锻炼的训练记录曲线；D. 盆底感觉障碍型（便秘 / 尿潴留）的训练记录曲线。

图 43　不同生物反馈训练记录

适应证

生物反馈训练适用于大小便功能障碍、各种尿失禁、尿潴留、不稳定膀胱、盆底疼痛、排尿困难、大便失禁、便秘、手术及外伤创伤后的大小便盆底功能障碍等。

禁忌证

生物反馈训练禁用于：①体内植入电子或金属设备（如心脏起搏器）不能接受电刺激；②探头无法置入者；③有感染症状者，如膀胱、直肠或肛门感染，肛周溃烂，发热等。

（2）神经肌肉电刺激

神经肌肉电刺激（neuromuscular electrical stimulation，NMES）是指采用特定参数（不同频率、强度、波宽等）的电流，刺激目标肌肉群、盆腔组织器官或支配它们的神经纤维和神经中枢,或使目标肌肉群收缩和放松,或通过对效应器的直接作用,或对神经通路活动的影响,以达到改变其功能状态的治疗方式。可分为植入性电极和非植入性电极电刺激。植入性电刺激一般置于神经根处或皮下,直接作用于靶器官。康复训练多采用非植入性电极,直接刺激外周效应器器官,操作简便,能诱导膀胱感觉进而触发排尿,从而改善排尿症状、提高控制排尿能力。非植入性电极可分为表面电极和腔内电极(阴道电极、直肠电极),表面电极通常放置于穴位和神经孔处,腔内电极通过间歇式低频电流刺激盆底肌肉群,增加盆底肌强度及力量,加强对尿道和膀胱颈的支撑,可以增强控尿能力,还可以调节阴部神经的传入纤维,抑制逼尿肌收缩,改善膀胱储尿期功能,但是电刺激治疗仅限于膀胱还具有收缩功能的患者。

在过去的一百年中,电刺激治疗的临床应用和对神经肌肉生理学的认知都取得了里程碑式的进展。在神经刺激方面,主要用于迅速改善神经源性盆腔脏器功能障碍。电刺激可能通过以下机制产生治疗作用:①模拟神经电活动,控制器官功能;②阻断或抑制神经电活动,或增强神经电活动,改变器官功能;③直接作用于效应器(肌肉),改变其收缩和舒张状态;④长期、慢性刺激改变组织结构和功能,达到治疗目的。

儿童神经肌肉电刺激治疗前准备同生物反馈训练,然后选择合适的电刺激程序进行治疗。注意调节合适的电刺激强度,以最大耐受度为宜，还应避免电极脱落或移位，防止产生不适，让小儿出现抵触心理，导致治疗无法继续。

（3）临床应用

生物反馈联合电刺激治疗在临床上应用广泛，在排尿的基础上进行生物反馈治疗无疑有助于改善储尿和控尿能力。也有指南指出通过记录盆底肌肌电图并采用图像和声音信号形式指导患儿进行正确收缩和松弛盆底肌的生物反馈疗法能有效治疗逼尿肌-括约肌协同失调。因此，能配合训练指令或依从性较好的 CIC 患儿均是排尿训练和生物反馈治疗的适合者。生物反馈和电刺激治疗虽不能完全恢复膀胱功能，但对改善膀胱运动障碍，促进术后逼尿肌功能恢复，缩短恢复时间是非常有帮助的，从而改善及提高术后生活质量。

（孙雪蕊　徐雅南　李守林　整理）

参考文献

1. 李延伟，文一博，文建国，等 . 河南省农村儿童与城市儿童夜遗尿患病率及影响因素的调查研究 . 临床小儿外科杂志，2019，18（10）：844-848.

2. 汪玺正，文一博，王庆伟，等 . 使用尿不湿对夜间遗尿症发病率的影响 . 郑州大学学报（医学版），2018，53（2）：202-206.

3. 花朝阳，汪玺正，文建国，等. 婴幼儿排尿训练对儿童排尿异常影响的调查分析. 临床小儿外科杂志，2019，18（11）：948-952.

4. 文建国，李云龙，袁继炎，等. 小儿神经源性膀胱诊断和治疗指南. 中华小儿外科杂志，2015，36（03）：163-169.

5. STEIN R，BOGAERT G，DOGAN H S，et al. EAU/ESPU guidelines on the management of neurogenic bladder in children and adolescent part I diagnostics and conservative treatment. Neurourology and Urodynamics，2020，39（1）：45-57.

6. 郑延平. 生物反馈的临床实践. 北京：高等教育出版社，2003：2-11，211-232.

7. Corcos J. 神经源性膀胱的评估与治疗. 文建国 译. 北京：人民卫生出版社,2010：192-197.

出版者后记
Postscript

科学技术文献出版社自 1973 年成立即开始出版医学图书，40 余年来，医学图书的内容和出版形式都发生了很大变化，这些无一不与医学的发展和进步相关。《中国医学临床百家》从 2016 年策划至今，感谢 600 余位权威专家对每本书、每个细节的精雕细琢，现已出版作品近百种。2018 年，丛书全面展开学科总主编制，由各个学科权威专家指导本学科相关出版工作，我们以饱满的热情迎来了《中国医学临床百家》丛书各个分卷的诞生，也期待着《中国医学临床百家》丛书的出版工作更加科学与规范。

近几年，中国的临床医学有了很大的发展，在国际医学领域也开始崭露头角。以北京天坛医院牵头的 CHANCE 研究成果改写美国脑血管病二级预防指南为标志，中国一批临床专家的科研成果正在走向世界。但是，这些权威临床专家的科研成果多数首先发表在国外期刊上，之后才在国内期刊、会议中展现。如果出版专著，又为多人合著，专家个人的观点和成果精华被稀释。为改变这种零落的展现方式，作为科技部主管的唯一一家出版机构，我们有责任为中国的临床医生提供一个系统展示临床研究成果的舞台。为此，我们策划出版了这套高端医学专著——《中国医学临床百家》丛书。

中国医学临床百家

"百家"既指临床各学科的权威专家，也取百家争鸣之义。

丛书中每一本书阐述一种疾病的最新研究成果及专家观点，按年度持续出版，强调医学知识的权威性和时效性，以期细致、连续、全面展示我国临床医学的发展历程。与其他医学专著相比，本丛书具有出版周期短、持续性强、主题突出、内容精练、阅读体验佳等特点。在图书出版的同时，同步通过万方数据库等互联网平台进入全国的医院，让各级临床医师和医学科研人员通过数据库检索到专家观点，并能迅速在临床实践中得以应用。

在与作者沟通过程中，他们对丛书出版的高度认可给了我们坚定的信心。北京协和医院邱贵兴院士说"这个项目是出版界的创新……项目持续开展下去，对促进中国临床学科的发展能起到很大作用"。中国工程院院士孙颖浩表示"我鼓励我国的泌尿外科医生把自己的创新成果和宝贵的经验传播给国内同行，我期待本丛书的出版"；北京大学第一医院霍勇教授认为"百家丛书很有意义"。我们感谢这么多临床专家积极参与本丛书的写作，他们在深夜里的奋笔，感动着我们，鼓舞着我们，这是对本丛书的巨大支持，也是对我们出版工作的肯定，我们由衷地感谢作者的支持与付出！

在传统媒体与新兴媒体相融合的今天，打造好这套在互联网时代出版与传播的高端医学专著，为临床科研成果的快速转化服务，为中国临床医学的创新及临床医师诊疗水平的提升服务，我们一直在努力！

科学技术文献出版社

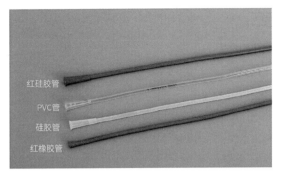

彩插 1　各种材质的导尿管（正文 038 页）

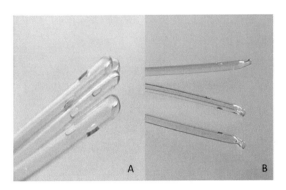

彩插 2　直头（A）、弯头（B）导尿管（正文 040 页）

Betty 钩
协助拉下裤子／内衣

扩腿器
用于因痉挛而需要
的患者

镜子
放大镜更佳，用于识
别阴道口及尿道口

导管架
协助将导管固定到位

阴唇吊具
协助扩展阴唇并保持 姿势

阴茎项圈
放置阴茎并固定
到位

阴道引导器
可更容易识别尿道口与阴道口

彩插 3　自适 CIC 辅助装置（正文 044 页）

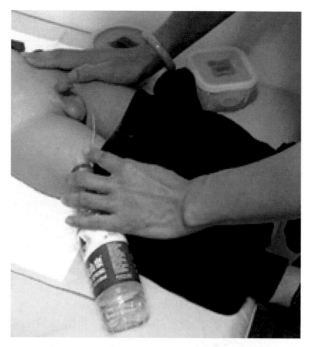

彩插 4　家长辅助 3 岁患儿进行 CIC，正在导出尿液（正文 107 页）

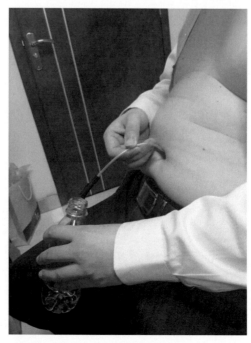

彩插 5　可控性尿流改道术后肚脐造口进行 CIC（正文 143 页）